U0247987

写作疗愈

Healing of writing

用写作赶走
焦虑、拖延、坏情绪

刘主编　蓝橙————著

人民邮电出版社

北　京

图书在版编目（CIP）数据

写作疗愈：用写作赶走焦虑、拖延、坏情绪 / 刘主
编，蓝橙著. -- 北京：人民邮电出版社，2019.1
ISBN 978-7-115-50114-1

Ⅰ. ①写… Ⅱ. ①刘… ②蓝… Ⅲ. ①写作－应用－
心理调节－通俗读物 Ⅳ. ①R395.6-49

中国版本图书馆CIP数据核字(2018)第257232号

内 容 提 要

本书是一本介绍写作疗愈方法的书。写作疗愈又称为"写作禅"，在国外已经有几十年的发展历史。本书避开了复杂的写作疗愈理论，采用小故事的形式，介绍普通人如何利用写作解决内心的问题。在每一节的结尾，都设有"写作创可贴"栏目，结合心理学理论概括与提炼该小节的"疗愈要点"。为使读者易于理解，此处没有用让人有距离感的"专业术语"，而是采用可操作、能落地的清单式条目——一个个可用于"疗愈内心"的"创可贴"。

本书是写作疗愈的入门书，全书共 6 章，介绍了写作疗愈是什么、写作疗愈有哪些关键词、写作疗愈的常用方法，以及如何通过写作疗愈进行自我认知、抚平坏情绪和发现更美的人生风景。在全书最后的"写作魔法盒"中，提供了 100 个写作疗愈的题目，供大家练习。

本书适合对写作感兴趣的人，希望通过写作给自己解压的人，以及对写作疗愈、叙事疗法和艺术疗愈有兴趣的人阅读。

◆ 著　　　　刘主编　蓝　橙

　　责任编辑　李　莎

　　责任印制　马振武

◆ 人民邮电出版社出版发行　　北京市丰台区成寿寺路 11 号

　　邮编　100164　电子邮件　315@ptpress.com.cn

　　网址　http://www.ptpress.com.cn

　　北京市雅迪彩色印刷有限公司印刷

◆ 开本：880×1230　1/16

　　印张：8.25

　　字数：185 千字　　　　　　　　2019 年 1 月第 1 版

　　印数：1－4 000 册　　　　　　2019 年 1 月北京第 1 次印刷

定价：49.00 元

读者服务热线：(010)81055522　印装质量热线：(010)81055316
反盗版热线：(010)81055315
广告经营许可证：京东工商广登字 20170147 号

引子

何以解忧，唯有写作

现如今，越来越多的人注重心理健康，但什么是心理健康？可能没几个人说得清楚。

有人说"开心快乐就是心理健康"，也有人说"没有烦心事就是心理健康"，还有人说"积极向上就是心理健康"，这些好像都有失偏颇，没有谁能一辈子不遇到烦心事，重要的是遇到"事"后能否快速有效地解决。真正的心理健康不是心理不生病，而是能否像强健的身体一样，有抵抗疾病的能力及生病之后快速恢复的能力。

如何才能有强健的心理素质？换句话说，如何能在问题面前保持平和，并能在出了问题之后快速复原呢？

其实，写作是一种维持心理健康的好办法。很多人可能都有这样的体会——遇到解决不了的问题或者心情特别不好的时候，写写东西就能让自己变得好起来。

通过写作改变心理状态的方法称为疗愈写作，在国外也有人称它"写作疗愈"或者"写作禅"。疗愈不一定是疗愈疾病，很多人可能还远没有到生病的地步，它更多的是一种对自身情绪和心理状态的管理方式——通过写作让自己想得开一点儿、活得快乐一点儿、变得好一点儿、过得幸福一点儿。如果写作之后能增加这4个"一点儿"，那写作疗愈的目的就达到了。

写作疗愈的原理其实很简单。首先，写作就是一种倾诉。倾诉让压力得以排解，而且写作是不需要听众的文字倾诉，它简单易行，几乎不需要依赖任何条件。其次，写作是一种思维活动，思考会帮助你解决难题。很多人遇到想不通的问题时，边写边想，最后就找到了答案，所以写作疗愈其实是问题解决后的释然。最后，写作是一种超脱，从关注内在升华到关注外部世界，从而在一个更高的维度解决问题，并最终带来内心的宁静和幸福感。

以上这些概念和原理都是心理学家要研究的问题。对普通人来说，想要让写作在自己身上起到疗愈作用就更加简单了，只需要做到9个字，那就是"闭上嘴，现在就开始写"。

写作并不难，别担心自己写不出来，最伟大的作家也不是想好了每一个字才动笔的。只有写下第一句才有第二句，有了第一段才有第二段，只要开始写，你的大脑就会给你指引，让你源源不断地把内心深处的东西倾倒出来。

通过写作倾倒出来的可能有你的困惑、思考，也可能有过去的回忆、压抑，还可能有心里的烦躁、不安等，总之，不管倒出来什么，把这些东西归归类，把好的留下来，把坏的扔掉，把有问题的修理修理，这样你的心里就整洁了，你也就得到了疗愈，就这么简单。

本书中一共有24个跟疗愈有关的故事，故事的主人公和我们一样，都是这个社会中的普通人。不过有趣的是，他们每个人都有一个标签，如"永远只做一半的永慧""总是感到孤独的如新""没有安全感的维鑫""有重度拖延症的湘琪""不开心的成亦"等。也许他们恰好跟你面临同样的问题，或者跟某个阶段的你很像，所以看他们的故事就好像你自己在照镜子，你可以透过文字看到自己的样子，你也一定好奇，他们的命运是如何发展的？他们又是怎么借由文字的力量去疗愈自己的呢？

这就是这本书的秘密和乐趣所在——你可以把它当作一本故事集来读，这是一本24个人的故事合集；你也可以把它当作日记本来读，这24个人一边说自己的遭遇，一边写日记；当然，你也可以把自己代入进去，把这本书当成教科书来读，想一想他们用到的那些方法能不能也用到你自己身上，那些对他们有用的写作模式能不能也为你所用，帮你解决问题？

你看到的每个故事后面都附了一个写作题目，如果你愿意，欢迎你趁热打铁，写出自己的文章。其实只要你写，你就超过了全国99%的读者，也真正开启了自己的写作疗愈之旅。另外，在全书的最后，有一个写作魔法盒，把书看完之后，你可以去打开这个魔法盒，它将会带给你很多的惊喜。

有人问，既然是写作疗愈，那写作是一种药吗？不，它不是药，如果你已经罹患了重度心理疾病，还是要去专业的医院找医生诊疗。写作疗愈更像是一种高品质的营养品——如果你恰好比较虚弱，它能强身健体；如果你只是有一些亚健康，它能提高你的机体活力；而如果你一切安好，它也能增强你的免疫力。

写作疗愈最大的特点是无毒、无害、无副作用。当然，它还有一个最大的优点，它基本上是免费的——写作几乎是不花钱的，学会写作疗愈的方法，其实你就学会了一种自我心理保健的方法。

现在，随着观念的进步，很多人把高品质的生活理解为身心健康。身心健康包括两方面：一是身体健康，二是心理健康。身体健康很好懂，就是不生病，有活力；而心理健康是个新概念，简单来说就是要保持平和，常怀喜乐。身体健康这一点人们比较熟悉，实现的方法也比较多，心理健康这部分大家刚刚开始关注，还缺乏研究和系统的解决方法。写作疗愈就可以作用于心理健康，是一种有效维持心理健康的方法。

身心健康是幸福的保障，愿你善待自己的内心，收获幸福人生。"何以解忧，唯有写作。"

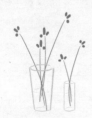

第 1 章

什么样的写作是
写作疗愈

疗愈加油站　用写作让自己恢复平衡

第 **2** 章
写作疗愈的
4个关键词

疗愈加油站　开始写吧，文字有神奇的疗愈力量

第 **3** 章

写作疗愈的
方法

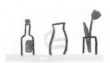

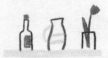

第 **4** 章

用写作疗愈
认清自己

疗愈加油站 没有什么比了解自己更重要

第5章
用写作疗愈
抚平坏情绪

疗愈加油站 写作疗愈是调整情绪的好帮手

第 6 章

用写作疗愈
发现更美的人生风景

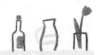

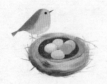

疗愈加油站　由外向内，再由内向外

写作魔法盒
100个写作疗愈的锦囊

后记
写作疗愈之旅，你自己就是那个摆渡人

第 1 章

你可能听说过治愈系电影、治愈系图片、治愈系音乐，现代社会压力很大，很多人需要别人通过某种方式来治愈自己。其实最好的治愈方法来源于自己，解铃还须系铃人，你自己就可以写出能治愈自己的文字。

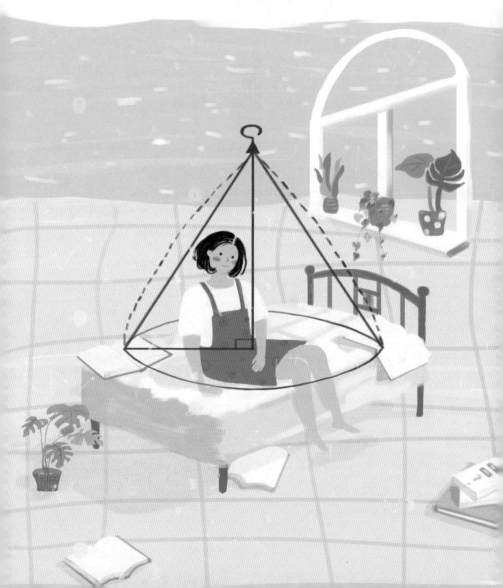

第 1 章

什么样的写作是
写作疗愈

生活忙碌，生活压力大，人们找寻各种方法解压。例如，有人靠暴饮暴食解压，有人靠熬夜不睡觉解压，有人靠购物解压，有人靠跑步解压……总之，为了让自己的身心和环境平衡，人们想出来了各种应对办法。但这些办法都有一个问题，它们都在"向外找"，很少有人问自己的内心："你到底怎么了？""你到底需要什么？"

第一节　能让人安静的写作

一、睡不着觉的宛如

"为什么忙了一天，到晚上关灯睡觉的那一刻，还是会觉得很心慌？"宛如在一篇文章的开头写下这样的句子。她努力回忆这一天都干了什么。

早上，被闹铃叫醒，打开手机，回了几条消息，起床洗漱，中间边收拾屋子边听了几段音频。

上班路上，在摇晃的车厢里看了会电子书。打开手机玩了会游戏，翻了翻朋友圈。下车的时候感觉很累，头昏脑涨。

在办公室处理工作，接了15个电话，回了20多封邮件。下午开了一个会，会后跟一个同事谈了谈将要开展的活动。中间刷手机无数次，明明朋友圈已经没有更新了，同样的内容还是刷了好几次。

下班回家，边听音乐边做饭，感觉很累。吃饭的时候打开电视，没有好看的节目，一直换台、换台。晚上打开手机听了一个网络课程，老师讲得很乱，没有做笔记。课后在群里跟大家聊了会儿天，刷了刷淘宝，还没干什么就11点了。

她发现自己做每件事的时候都是一心二用，用她的话说是"一整天好像都在梦游，完全没有一件事是享受的。"她本来已经关了灯准备睡觉，但是这些想法让她很焦虑，于是，她坐起来，打开灯，重新打开了电脑，写下上面这些文字，她希望把脑袋里乱成一锅粥的想法理一理。

二、只有专注才能心安

宛如试着梳理她对自己的安排，她在电脑上敲下了下面这些文字：

"难道我不是一直在学习吗？早晨起来翻朋友圈文章学习，收拾东西的时候听音频课，坐车的时候看电子书，晚上还听了一个微课，按说学习会让我充实才对，怎么越学越焦虑，越学越心慌呢？"

顺着这个思路，她努力地回忆自己到底都学到了什么。

"朋友圈好像都是在刷新闻，无非是那些不痛不痒的鸡汤文。早晨的音频讲的是如何成为一个优雅的人，但说实话，里面都是些陈词滥调。读的电子书是一段关于刻意练习的东西，也就学了几个新名词。至于晚上的微课，老师讲得倒挺卖力，但中间自己接了一个电话，被打断了，也就记住了个开头，大概是说现在会说话越来越重要了……"

看起来，下次听课的时候要做记录才好。宛如心想，太碎片化的学习好像的确效果不太好。她接着往下写了下面的文字。

"为什么专注那么难呢？好像这些年都没有一心一意做过什么事了。这其中最主要的原因肯定是环境，现在每天拿着手机，有事没事都会打开看一看。看手机的时候不觉得浪费时间，但是刷了朋友圈，刷了新闻，刷了淘宝，把所有东西都刷一遍还是不想关手机。当然，主要是不知道关了手机还能干点什么。再加上每天那么多人发消息，不可能不回复吧，群里的消息不能不看吧，把这些看完，时间也就过去了。"

想清楚这些，宛如的心里好受多了。既然问题出在手机上，以后就要控制自己对手机的依赖。

"为什么不能彻底关掉手机呢？"宛如问自己，"手机里到底有什么？"她继续在文章里和自己对话。

"手机里买了3门课程，一个是学英语的，一个是学理财的，另一个是学如何优雅生活的。本来打算学完这3门课程好好提升一下自己，但好像也没有坚持下来，每次都是断断续续听一点，拖延了很久还没听完。越是没听完就越觉得焦虑，总觉得有什么事没做完，悬而未决。另外，有些关注的公众号，有时间会翻一翻，有些写得还不错，有些新意，但大部分都没什么营养。再有就是微博，刷刷微博最多能知道点新闻。"

写到这里的时候，宛如好像有点感触，她发现自己所谓的"学习"是很盲目的。

"今天一梳理才发现，虽然每天忙忙叨叨的，但其实并没有什么收获。所以还不是手机的问题，是没有目标让我焦虑。因为没有目标，我就很容易被别人带着走，人家说什么课热门我就选什么课，人家说什么应该学我就去学，比如英语，我现在根本用不到英语，也完全没什么动力学，怎么可能学得好呢？"

抬头看看墙上的钟，已经凌晨1点了。不知不觉，宛如已经写了一个多小时了。她完全没觉得时间过得快，她早就忘记了时间。而且难得的是，这一个多小时，她没有再看手机！这在过去是不可想象的。过去即使是开会这样的场合，她也要平均每3分钟刷一次手机。

"我需要让自己安静下来，就像现在这样，我喜欢这种专注，这让我觉得很安全。而且只有在专注的时候，我的灵魂和思维才是我自己的，我才能判断出需要什么不需要什么。我不应该再接受别人塞给我的东西。是的，我需要让自己更清醒，而不是闭着眼睛狂奔，我累了，我真的跑不动了，我真的很累很累……"

宛如在这段话后面画上了6个点的省略号，她敲下回车键，长长地舒了一口气。是的，这个夜晚在这一刻变得美好了，她又找回了自己，就像当年自己刚刚毕业出来工作时的那个晚上，她一个人坐在灯下，仔细思考自己的未来，并把当时的想法一笔笔记录下来。她继续写。

"写作很美好，它让我安静，让我专注思考，原来一切一切的答案都不是别人告诉我的，我自己都有答案。不是手机害了我，也不是什么碎片化学习耽误了我，是我自己先没了方向，乱了阵脚。从明天开始，我要给自己定个规划，每天早晨醒来，第一件事不是看手机，而是要先把这一天的生活安排写下来，到底今天要学什么，要完成什么，有什么意义，先把这些想清楚。"

写到这里，宛如的眉头渐渐舒展开，她自己也从刚才的烦躁不安中解脱出来。时间不早了，她也有点困了，于是她熄了灯躺在床上。一想到明天就是新的一天，她发自内心地高兴，而且关键是，她今天找到一个很好的方法，打开电脑开始写作，只要一分钟，一分钟就可以让自己进入专注的状态，这实在是太美妙了。

夜深了，宛如带着这样喜悦的心情进入了梦乡，明天，将是全新的一天。

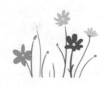

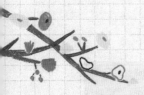

划重点

用简单的话语写下真实感受

- -

宛如为什么睡不着觉？是有什么生活的压力吗？好像没有，很多问题都是她"自找的"——她让自己的生活特别忙碌，她以为充实起来就会心安。但恰恰相反，每样事情都沾一点，每样事情都做不好，而且这种无头苍蝇的状态让她感到疲乏、慌乱，以至于她被事情压得喘不过气来，造成了精神的紧张。

宛如需要什么呢？她需要安静，她需要静下来想一想自己到底要什么。还好她找到了写作这个办法，她不再跟着感觉走，也不再盲目跟风，她的注意力重新拉回到了自己的身上，这是一个了不起的改变，哪怕只是写出自己的不安和困惑，这种写作也具备了疗愈的效果。

能让自己安静下来的写作就是写作疗愈。它很"随意"，它不必像工作写作那样谋篇布局、推敲用词；它很"简单"，只要顺着你自己的想法走就好，就好像把自己脑海中的东西誊抄在纸上；它很"有效"，你只需要坐下来，仔细聆听内心的声音，把它们如实记录下来就会有效果。

写作疗愈
用写作赶走焦虑、拖延、坏情绪

写下第一篇个人疗愈日记

　　记日记是一个好办法，它让你可以和自己对话，发现自己的问题。很多当时认为是天大的问题，事后再去看，其实并没有那么严重。如果你没有记日记的习惯，从今天开始，就写下你的第一篇日记，记录今天发生的事情。除了记流水账之外，还可以把自己遇到的问题和困惑写下来，看看能否找到解决的办法。

写作创可贴

如何写才能让你安静下来

1. 陈述问题。不管遇到什么问题，先完整地记录下来，尽量不做评论，客观地把问题记录下来。如果感受特别强烈，也可以把当下的感受记录下来。

2. 尽量平静地看待这些问题。尝试用文字引领自己换个角度看待这些问题，发现不一样的东西。

3. 提出解决问题的办法。随着写作的深入，让自己摆脱情绪的控制，尽量提出解决目前问题的办法。

4. 给自己正向的鼓励，再次回到平和的状态。

第二节　缓解压力的写作

一、湘琪的重度拖延症

最近湘琪遇到了点麻烦，她发现所有的事情被自己弄得一团糟，这种混乱的状态几乎要把她逼疯了。

她在一家国企工作，平时工作不是很忙，于是她利用业余时间报考了一个在职硕士班，每个周末上课，两年就可以拿到学位。现在到了最后一个学期，除了基本的课程，她还需要完成一篇大概2万字的毕业论文。

但湘琪并没有完整的时间写论文，因为她还是当地一个妈妈社群的负责人。过去她们的活动都在周末，现在因为要上硕士班，湘琪已经尽量把活动时间调整到工作日的晚上，现在她要兼顾两边，感到非常吃力。

湘琪的老公是一个刚刚起步的创业者，平时很少有时间照顾家庭。他们的孩子今年一岁半，主要是保姆和家里的老人在带。原先周末的时候，他们全家会一起出游。但是这一年多来，出游的机会少得可怜，一方面，湘琪要兼顾学习；另一方面，湘琪的老公周末也要连轴转地加班工作，一家人连碰面都很难。

湘琪经常觉得压力大得喘不上气来，她在日记里写下自己的感受。

"真的忙不过来，忙不过来的结果就是拖延。论文开题报告早就应该交了，可就是不想动笔，越不想写越害怕，到后来变成根本一个字都写不出来。妈妈社群那边已经从每周两次活动变成了每周一次，现在有时候连一次都保证不了。最近很多妈妈都有了怨言，觉得这个社群要散了，但是谁会理解我的压力呢？我已经很拼命了好吗？"

"老公不可能帮上我，他自己比我还要忙，指望他照顾家里也是不可能的。家里的好多安排因为这个原因也都在推迟，说带孩子去迪士尼，看起来今年是没有可能了；说两个人要坚持锻炼也变成了一句空话……"

写到这里的时候，湘琪突然接到一个电话，是单位领导打来的，她所在的部门今年有一个机会，去美国轮岗半年，领导推荐湘琪去。电话里，领导很兴奋地跟湘琪描述这是一个多么千载难逢的好机会，湘琪一边回应着，一边盯着电脑屏幕上自己刚刚写下的文字，心如乱麻……

挂了电话，湘琪去洗手间洗了一把脸，她需要让自己清醒一下。去美国半年，妈妈社群是不是就得放弃？老公和一岁半的孩子怎么办？谁来照顾家里？对了，还有两万字的论文，那更是没有希望了。而且去美国需要签证、需要补英语、需要打包收拾行李……想到这些，她再次感到世界末日降临。

她打算跟老公商量商量，电话打过去，还没等湘琪张嘴，老公很疲惫地说："项目的融资失败了，看来我要在办公室住上3个月，再拼一把，非要拿到投资不可……"

二、拖延只会让事情越来越糟糕

挂了电话，湘琪再也忍不住了，一大串一大串的眼泪掉下来，她又不敢出声，怕惊动在外面的老人和孩子。电话就扔在旁边，只有桌子上的电脑还闪着亮光。缓了一会儿，她又坐过去，开始写。

"真是祸不单行，这哪里是千载难逢的机会，这分明是压倒我的最后一根稻草。我怎么去美国？家不要了吗？学习什么的都不要了吗？那从美国回来我还有什么，断绝社会关系的孤家寡人？"

"我根本不知道如何选择，如果我放弃美国，顶多是维持原状，论文我还是不想写，社群还是顾不过来。老公生意不顺利，我顶多是安慰他，帮他做饭，照顾他的饮食起居，我也没办法帮什么别的忙。孩子能去迪士尼吗？我们会开始健身吗？我们的那些计划能一条条落实吗？"

"那如果我去美国，问题就更多了，签证怎么办？谁帮我准备去美国的材料？我的衣服、信用卡、资料，跟那边的联络关系……另外，去美国，孩子怎么办？我的论文呢？我在这里的关系呢？而且为什么我明明知道有很多很多事需要做，但我现在一件事都不想做，我只想逃避，我只想离开这些烦恼，彻底躲起来……"

写到这里的时候，湘琪的心里突然闪过一丝念头，其实害怕的不就是事情没做完吗？那是不是要分个主次，一步步把这些事情处理完就好了？与其在这怕得要死，不如现在就开始解决，而且反正已经这么不好了，也不一定每件事都要追求尽善尽美。

"不要尽善尽美"，想到这里的时候，湘琪觉得心里一下子放松了不少。如果不是非要追求完美，那每件事解决起来好像都不太难。湘琪表情舒缓，眼泪早就干了，只是脸上还有些泪痕。

三、乱了阵脚，只因为没有主次

"哪些事情对我来说是最重要又最紧急的呢？"湘琪一边想，一边把想法记下来，她的思路好像从来没有这么清晰过，写作带着她思考，帮她理清想法，一步步往前。

"家庭对我来说是第一位的，工作是第二位的，学习和兴趣社群要排在后面。就紧急性上来说，去美国是特别紧急的，写论文是特别紧急的。其他的事倒还好，社群可以先放放。因为有老人和保姆在，照顾家庭也不是什么大问题。健身和去迪士尼也不是非要眼前解决的问题。"

看起来，重要又紧急的也就这两件事了。这就简单多了。湘琪觉得一块大石头落了地。

"还是要抓住这个去美国的机会，因为像我们所在的这个国企，可能一辈子也就这一次出国的机会，而且这次是公派轮岗，这段经历对以后升职加薪都会有很多帮助，所以这个机会一定要把握住。"

"论文也一定要完成，如果能尽快拿到硕士学位，我就可以去考中级职称，这之后，单位会重新定级定岗，对我以后职业的发展也是有好处的。而且学历对于在国企工作的人来说是硬指标，早一天拿到肯定是更加有利的，所以这件事一定不能拖延。"

想清楚了最重要的两个目标，湘琪重新振作起来，显得信心满满。

"那么现在就很清晰，最主要就是解决去美国和写论文的问题。"

（1）去美国的问题

签证、机票、住宿、行前准备这些都不用担心，公司行政会帮忙处理；英语也不用害怕，大不了去了那边再突击学习。我需要做的是在走之前跟单位的几位领导告个别，一来让大家知道我去了美国，有半年时间不在；二来让他们了解我去美国轮岗，未来有一些机会，他们就会首先想到我。

（2）写论文的问题

其实这种在职硕士的论文，要求并不高，只要不是抄袭，字数又达到标准差不多就能通过。以目前的情况来看，用半年的时间写出什么有学术高度的论文也不太现实，不如就结合工作和这两年的学习，谈谈我对某一个问题的看法。2万字倒不是太大的问题，每天写2000字左右，两个礼拜也就完成了。

"这两件事处理完，其实就是扫尾的一些事或者顺带着做的一些事。妈妈社群我可以指定一个人做负责人，我退居二线，现在球球妈和蓉宝妈都很积极，也有空闲时间，完全可以在我走的这段时间继续运营好社群。而且我去了美国后，也可以带回很多美国父母培养孩子的经验，到时候，我依然是这个社群的引领者。"

"借助出国这个机会，我可以让老公去送我，跟我一起去一趟美国。他现在正处在创业的低谷期，可能走入了死胡同，我带他出去散散心，也看看美国那边的情况。他做的是高科技行业，也许在美国那边还能寻求到一些合作。即便没有合作，出去走走也有利于他沉淀想法，重新出发。"

"去了美国，生活会比较规律，也没有家庭、孩子等负担，这半年应该是有很多机会去健身。而且美国锻炼的设施和氛围比国内要好，所以坚持下去应该也不算太难。"

"因为有半年时间在美国，可以让老公带着孩子来美国洛杉矶的迪士尼乐园，赶淡季来，可能费用也并不会比去香港迪士尼贵多少，但效果会很不一样。而且一家三口在美国团聚，想想都挺美的。"

湘琪越写越开心，原来比山还重的压力，现在像羽毛一样，完全没有重量了。而且在写作的过程中，湘琪也想清楚一件事。一年前，她生完孩子重返职场，本来以为已经是当妈的人了，不可能有什么大的突破，混混日子就好，但现在她不这么想了，她的斗志重新被点燃了，她要拿到硕士学位，要去美国轮岗，要让孩子有更多的机会和更宽的眼界，要把自己的小家建设得更好……

她给文章画上一个句点，然后轻轻合上了电脑。她再次拨通了老公的电话，不过这一次，她想要传递的不再是自己的恐慌，她要告诉老公，眼前的困难都是暂时的，他们一定能找到解决的办法，扎扎实实走好每一步。

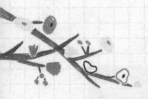

划重点

通过写作找回初心

- -

湘琪为什么感觉到有压力，是谁逼着她做什么了吗？好像没有，压力都是她自找的，她有太多事没做了，这些事情就好像一个一个的包袱压在湘琪的身上，终于她背不动了，感觉自己要崩溃了。

其实，不是湘琪比别人更惨。相反，她是有太多机会摆在面前却不知如何选择。因为她的拖延症，她的生活节奏被打乱了。当机会来临的时候，她才突然发现，原来自己一团糟，好像根本接不住这个机会。

湘琪需要一次彻底的救赎，她需要想清楚事情的轻重缓解，她需要弄明白哪些可以放弃，哪些寸步不能让。更重要的，她需要告别拖延，从现在开始行动，因为只有开始做，事情才会一点点地解决。只有从根本上改变拖延的毛病，她的压力才能消除，她才能得到疗愈。

湘琪用写作疗愈缓解了自己的压力，也开启了改变之路。

给自己列出3个月计划

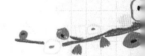

　　给自己列个3个月计划。在未来的3个月，你有什么事要做？有什么目标要实现？把它们统统都写下来。除了列清单之外，你要写一写到底要怎么做才能把这些都实现。

1. 展示面临的困境。如果是拖延的问题，列出来到底哪些问题亟待解决。

2. 问问自己，什么是最重要的。如果只能让你选一个目标，你会选什么？

3. 通过目标倒推哪些事是重要而且紧急的，先集中力量找到解决这件事的办法。

4. 其他事情能不能顺便解决，或者有什么办法能让事情有一个好的收尾？

5. 如果可能，按1、2、3、4这样的顺序列出解决方案，逐条执行。

一、维鑫的不安全感

早晨天刚蒙蒙亮，维鑫就醒了，他心里装着事，睡不踏实。虽然眼睛睁不开，身体很累，但他的脑袋却无比清醒。

于是他索性爬起来，洗了一把脸，坐到电脑前。他觉得自己要找个人说说话，不然真的会闷死，而在这大家都还在熟睡的清晨，文字就成了他唯一且最好的朋友。

"我到底是怎么了？我到底在紧张什么？不就是最近店里开始赔钱，胜败乃兵家常事。再说，这点钱，我完全赔得起，根本没必要紧张啊。我到底害怕什么呢，为什么总是心神不宁？"

维鑫之前是外企高管，觉得日复一日的工作很无聊，前年辞职，开了两家咖啡馆。第一家店还不错，流水收益都比较平稳，而新开的这家店可能因为选址的问题，已经连续8个月在赔钱。关键问题还不是赔钱，是看不到任何好转的迹象，有时候一整天店里一个客人都没有。这让维鑫心慌，赔的都是自己的钱，再这样下去也不是个办法。

"新店需要养一养，这谁都知道，可是到底止损线在哪里？我难道真要放弃这家店吗？放弃这家店意味着之前付出的转店费、装修费统统都要打水漂。关门后员工怎么办？店里的家具怎么办？咖啡机、吧台这些设备运到哪儿去？对了，还有场地的违约金，经营不满一年的话，还要再扣押金。"

维鑫停顿了一下，他在计算器上盘算，按现在这种估算方法，如果关店，大概整体要损失100多万元。而且更头疼的是，关店的话就有很多事要处理，各种手续，各种善后的事宜，想想这些他就头疼。

"那如果再继续扛呢？人员成本、店租、物业费、水电费、原材料，现在每个月15万元左右，前8个月已经投进去100多万元了，现在要是继续扛，就是继续赔。这个鬼地方，一点生意都没有。"

100多万元，那是维鑫过去工作时一年的工资，他也算工薪阶层，钱都是一分一分赚来的，看着损失像流水一样，说无动于衷那是不可能的。

他快速用手揉搓了一把头发，顺手拿起手机打开了微信，他想转移一下注意力，从这个烦人的事情上解脱出来。大学同学群在讨论买房，最近地产升值，有人一买一卖，一年时间赚了200多万元。维鑫心里头咯噔一下，说不上是嫉妒还是什么别的情绪。别人毫不费力赚了200多万元，自己累死累活压力又大，还赔了100多万元，这个反差的确让人难受。

手机这时候正好弹出一条消息，"尊敬的维鑫先生，你上个月信用卡欠款是63454元，请您按时还款，以免发生其他费用……"

这成为压倒骆驼的最后一根稻草,维鑫瘫在椅子上,他觉得全身没有一点力气,也看不到一点希望。

二、压力只会越积越多

作为一个工作10年的职场老兵,维鑫一直觉得自己有很强的抗压能力。但做生意跟工作完全是两码事,维鑫又回到电脑前,开始分析为什么会陷入这么糟糕的境地。

"过去几千万的单子从我这过去我都没感觉,为什么这才一两百万我就崩溃了呢?以我现在的积蓄,即使亏了这一两百万我也不会破产。那到底是什么原因让我如此紧张呢?"

"是挫败感吗?过去的工作我的确都挺成功的,一路升职加薪,做到了高管的位置,但现在这个咖啡店让我有极大的挫败感。第二家店的选址的确出了问题,我要为这个负责任,也要付出代价。而且这个失败对我的信心是一个极大的打击,过去我觉得很简单的事,现在看起来没那么简单。过去我以为自己很强大,现在看来似乎也没有我想象的那么好。"

"还有一种孤独感,本身开咖啡店这个事大家都是不认可的,很多人觉得我是文艺青年,是做作,所以我一定要证明给他们看我这个店能开下去,而且能在短时间内扩张,加盟连锁实现盈利。我觉得有时候,我是在跟所有反对我的人对抗,所以心里头有一种巨大的孤独感,觉得所有人都不理解我,都等着看我的笑话。"

"还有就是我的争强好胜。从小到大，我并没有怎么失败过。高考，我以优异成绩进了重点大学，毕业后进外企，一路顺风顺水，拿遍了单位各种奖项。我带领的部门，业绩也都特别优秀，所以我的确是没太经受过失败的打击。这些也都滋长了我的好胜心，但凡一件事上遇到挫折，我就想着一定要打翻身仗。"

"另外，我也得承认，我周围的环境也给了我不少消极的影响。我的大学同学、朋友圈子里大多数是稳定的中产阶级，他们不愿意冒险，只追求稳定的资产收益。我跟他们选了不同的路。创业的确有风险，这个我在开始的时候就想过，所以我就不应该去羡慕人家的旱涝保收。"

"还有一点可能是我不愿意承认的，我好像没有想过自己的后路——如果创业失败了，我去哪儿？回外企上班吗？继续创业，还是找地方去养老？我没想过，所以可能潜意识里，我很怕自己失败，因为我不知道失败之后我会怎么样。"

"后路？"写到这，维鑫心里突然有了点眉目。

"大不了生意失败后，我再做个不赔不赚的小店，虽然这辈子当不了商业大鳄，但经常看看书写写东西，也会让我很快乐，而且这就是我出来创业的初心，当时开咖啡馆也没想到要发大财，只是出于自己的兴趣。"

"一个不赔不赚的小店，如果把要求放低，这个目标我现在就已经实现了。第一家咖啡馆每个月还有盈余呢，而且第一家咖啡馆的装修、环境、氛围我都特别喜欢。倒是因为最近都忙着开第二家，我都没有在那里好好坐一坐……"

外面天已经大亮了，维鑫走到窗边，看到太阳透过云层升起来，太阳光照射进房间，特别温暖。他已经好久没有这种感觉了，他感到浑身舒畅，特别熨帖。

他简单收拾了一下东西，他要去咖啡馆，自己的第一家咖啡馆，他要在那里完成这篇文章的后半部分。

三、越看不清前方，越会紧张

咖啡馆一早就开门了，维鑫找了一个靠窗的座位，要了一杯冰拿铁，又重新打开了电脑。

"为什么会紧张？因为不安全感。就像考试，如果自己胸有成竹，就不太会紧张。只有那些前一天没有复习没有准备好的考生，才会特别紧张。我现在很紧张，就是因为我没有准备好，我没有准备好就匆匆开了一家新店。现在管理混乱，宣传跟不上，资金吃紧。看起来是这些糟糕的状况让我紧张，其实不是，是因为潜意识里，我一直觉得这家店会失控。"

"第一家店的成功有很多因素，比如我投入了特别多的心血；我把最得力的人手都放到这里；我挨个儿给朋友发消息让他们来捧场；我动用了所有的关系来宣传这家店……而且第一家店的选址也有偶然性，正好是一个商铺着急转让，位置又好价格又低，谁来做都不会赔钱。"

"如果以开分店为目标，我一定要让第一家店的模式更清晰可量化，比如员工的招聘与考勤、宣传与促销、新产品推广、每周咖啡馆活动等。而现在，这些都是凭感觉做，没有章法。放到新店里，完全又重新摸着石头过河，一点没有从第一家店借鉴什么经验。"

"另外，开连锁门店需要资金的支持，现在我投了基础设施就没有钱去做运营了。这是目前最主要的问题，没有活动，没有促销，大家就注意不到新店铺，当然就没生意。"

"还有人的问题，现在新店的店长只是一个打工的，经营的好坏跟他没太大关系，所以他也没什么积极性。是不是要发展一位合伙人，让他真正成为新店的主人？"

维鑫越写越兴奋，"合伙人""标准化""品牌""活动"，他一边打字，一边用水笔在餐巾纸上记录下思维的要点，他害怕不把这些写下来，一转眼这些念头就会消失。

"引入合伙人，设置止损点。事已至此，反正是亏损，少亏点其实就是赚了，要是能盘活新店，那简直就是天上掉馅饼的好事。"

他一边想着，一边拿起盘子里的华夫饼咬了一口，看看咬了一口的华夫饼，想到刚刚写下的"天上掉馅饼"，他笑了。

"第一，让第一家店的店长把日常管理、宣传、活动组织、对外合作做成标准化的流程图，先做1.0的版本就行，这是最接地气的方法论。

第二，抽调第一家店的优秀员工到新店去轮岗，带动那边的服务水平，顺带对新人进行培训。

第三，邀请5位朋友入股新店，其中4个人是一般合伙人，每人出资10万元，占5%的股份；另一个为经营合伙人，出资10万元，占10%的股份，全职参与新店管理。

第四，新店开展为期1个月的大促——卖会员卡、咖啡免费喝、活动场地免费用、买咖啡送咖啡杯……从现在开始，老店往新店导流量，所有在老店购买咖啡的顾客，免费获得新店体验券。所有活动不计成本，只要能提高店内人气，都可以做。新店活动交给新的合伙人执行，以他的意见为准。

第五，既然没必要去跟别人比生活，不如就把朋友圈关了，微信也少看，没有什么好处不说，还徒增烦恼。另外，从今天开始，每周写一篇文章，梳理当前面临的问题，有问题及时解决，有压力及时疏导，不留到最后。"

维鑫一分钟也不想耽误，他打开手机，关闭了朋友圈选项。他转过头跟店长说，请大家准备一下，20分钟之后，我们一起开个会。

早上的咖啡馆飘着煮咖啡的香气，透过大大的落地窗可以看见外面行色匆匆的人们，新的一天开启了，它看起来是那么的明亮，那么的美好……

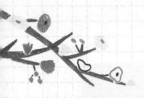

划重点

写下来就不怕了

- -

维鑫有什么好紧张的？是大难临头了吗？好像还不至于，咖啡店的这点亏损他完全承担得起。他的紧张一方面来自于未来的不确定，另一方面来自于他的迷茫——他完全不知道下一步该怎么走。

解铃还须系铃人，没有人可以告诉他答案，除了他自己。只有维鑫知道自己面对的问题并不是简单的赔钱，他为错误的决策而自责，他急于想在朋友面前证明自己，他因为偶然的成功而冒进，缺乏长远的打算。

维鑫需要的不是一个无关痛痒的安慰，他需要一盏明灯带他走出困境。还好他找到了写作疗愈，这是真正能消除紧张的写作——它不急于解决维鑫情绪上的紧张感，而是一步步帮他把问题分析清楚。情绪是表象，困难是本质，解决了困难才能从根本上平复情绪，标本兼治才能最终解决他的问题。

最近，这件事让我紧张

　　现在社会压力很大，很多问题能让人紧张，比如即将到来的考试、房贷、孩子的入学问题等。请以"最近，这件事让我紧张"为主题写一篇文章，说说给你压力的这件事。如果可以，边写边想解决这件事的办法。写完之后，也许你就有意外的发现。

写作创可贴

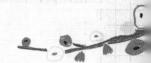

1. 注意情绪的变化，并完整记录下来。情绪是预警器，它的产生是为了引起你的注意，提示某种情况可能将要发生。

2. 找出情绪后面的浅层原因和深层原因。

3. 解决情绪问题，其实就要解决情绪背后的症结，比如那些悬而未决的问题。

4. 一件一件解决问题，直到情绪得到舒缓。

一、没信心的小兰

"我是一个失败者，我什么都不会，连完成一项工作都困难重重。"

小兰沮丧地写下这句话。她仔细思考着自己总是卡壳的任务，信心快要降到冰点，她一条一条地写着。

"老板第一次安排我写一份部门报告，可写了个开头我就不会写了，思路一团糨糊，距离提交时间还有一天，真不知道该怎么办。"

"还有一份报表，因为数据还没有统计清楚，所以迟迟不能完成，可统计工作又快不起来，真让人焦急。"

"昨天参加一个讲座，老师中途布置了一个作业，让每个人都写一篇发言稿，并在讲座结束后走上台进行互动交流。我担心自己临场发挥不好，所以一点动笔写的念头都没有。当我看到其他人都完成了任务自信地走上台时，我觉得自己真是一个无能者。"

"最近参加了一个线上写作培训班，每天都有写作作业。很多人都很有韧劲，作业完成得也很快，可我越看别人写的，越觉得自己写得不好，慢慢地就不敢去写了，到现在，一篇作业都没有完成。"

　　小兰坐在电脑前，越写越觉得丧气。她发现自己专业知识差、能力差、协调性差，总之，做什么都不行。此时正好是午休时间，小兰一点吃饭的胃口都没有，她知道这样下去不是办法，她想努力找到破解之道。

　　"我可能真的一无是处，今天写日记也是因为有些话憋在心里不吐不快，或许再写下几个字，这篇日记也会夭折，我就是这样一个失败的人，连篇日记都写不好。"

　　"可是这份工作是我好不容易才找到的，如果我再这样下去，或许很快连工作都会丢掉的。这是一个更可怕的结局，我不能让自己走到这一步，我应当逼着自己去找一下问题所在。"

　　"原因到底在哪里呢？"

二、完成比完美更重要

　　小兰认真地思考每一项任务夭折的原因，她接着写。

　　"报告写不下去，是因为这段时间信心不足，没有积极参与部门工作，导致自己对工作还不够深入了解。部门最近都有哪些活动？做了哪些工作？我需要一项一项去掌握。当我对待工作只流于表面时，自然无法形成有深度、有内容的工作报告。"

顺着这个思路，她继续分析。

"那么报表呢？数据统计工作是下属单位的事情，我一直纠结于他们不能按时提交。如果我转变工作思路，将数据统计工作提前展开，并将最后时限也相应提前，加紧督促，这样就能给自己留出宽限时间，不至于让工作迫在眉睫。"

"在讲座上，我格外担心自己临场发挥不好，主要原因还是对交流不自信，那么我可以一方面鼓励自己先把演讲稿写出来，而不要管是否上台，努力完成第一步。另一方面，在公开场合多做类似的演讲来锻炼自己的交流能力，增强自信心。"

"至于最后一个夭折的任务，同样是由于不自信造成的。除了公司日常要求写的简短汇报，自己从来没有写过其他报告，害怕受打击，担心得不到认可。但是如果连第一步都迈不出去的话，怎么能有所收获和成长呢？"

捋顺到这，小兰找到了自己无法完成任务的两个原因：一是工作不扎实，准备工作不到位，没有制订计划及思考不够深入；二是自信心不足，顾虑太多，未败先衰。

既然这样，那无论做任何事，先不要担心结果，扎扎实实一步一步地去完成，这才是克服困难的办法。

"完成，就是一种成就。只有去做，做完，才会有更多的可能性。"

小兰输入这几个字后，深深地呼了一口气，她觉得轻松多了。掏出手机，发现已经下午1点钟了，她感觉肚子有些饿。

"或许，我应该先填饱肚子，这样才能有更多的体力和脑力去完成任务！"小兰边想边离开座位，快步向楼下走去。

三、是过去的失败让你越来越不自信

吃饭的时候，小兰突然对报告框架有了更清晰的思路，但是她需要一些具体的活动内容作参考。没有多想，小兰马上给负责这项工作的同事打电话，详细了解了活动的具体内容和数据后，小兰对完成报告又多了一些自信。

回到办公室，小兰重新坐在电脑前，决定还是先把日记写完。她跟自己说："完成任务要有始有终，那就先从这篇日记开始吧。"

"找到了问题的原因，这真让我感到轻松。人轻松了，头脑也清晰了，刚才突然冒出来的报告构思，甚至让我有些兴奋。先不管任务完成的质量怎样，起码我多了一些自信去把这几项任务一样一样地攻克。"

怎样去攻克呢？小兰给自己提出问题，然后顺着这个问题，她试着去寻找答案。

"第一，根据工作时间，进行合理规划。按照截止日期，

列出工作计划，哪一项工作需要哪些资料，尽可能想齐全，并列出清单和每一项工作的完成日期，按照清单指示逐项去完成。这样的安排可以避免自己思维混乱，让工作有条不紊地开展。"

"第二，针对知识少、能力差等问题，进行适当的刻意训练，不要急于求成，日积月累，自己的各方面水平一定会有显著的提高。"

"第三，给自己打气，树立自信心。即使没有信心完成全部任务，也要尽可能完成自己能完成的部分，一步一步来，不要轻易放弃。"

"第四，……"

"第五，……"

小兰的日记字数越来越多，她没想到原来自己可以在文档里记录这么多文字。她觉得还有很多话没有说完，而且自己今天的思路非常清晰。她想到按照这样的规划去改正缺点，一定会在未来收获到自己意想不到的东西。

小兰看到同事在自己身边走来走去，这才意识到上班时间快到了。她看了看手表，还有10分钟，她已经在电脑前写了将近2个小时，写下了好几页文字（这在之前是不可能的），但她依然保持坐姿，手指在键盘上飞舞，她要在剩下的10分钟内把文章收尾。

"在写作培训班上，我看到很多人可以写几千字，甚至几万字，当时我觉得自己1000字都很难写得出来。可是现在，只用了2个小时的时间，我就做到了。"

　　小兰敲击键盘的手在上下飞舞，好像是在跳一段美妙的舞蹈，这给她带来满足感，她接着写道。

　　"我需要努力地去完成一件事，就像现在这样，认真地把这篇文章写完。写作，不仅让我发现自己的不足，还帮助我找到了解决问题的办法，写到现在。我终于明白，不是任务太艰巨，也不是自己太差，而是自己习惯性地去用未知的困难给自己套上枷锁，让自己被自己制造的问题束缚住前进的脚步。从现在开始，就从这篇文章开始，无所畏惧，一切都会变得容易起来。"

　　"我很久没有这种满足感了。写作，让我发现自己还有很多可取之处。如果以后再丧失信心，认为自己什么任务都完不成的时候，那不妨坐下来，仔细地分析问题，寻找原因，再写一篇完整的文章，跟自己说：'你看，我这不是可以吗'至少，这件事我做到了。"

　　小兰微笑着推开键盘，起身扭了扭腰，然后重新坐下，调整了一个舒适的姿势，打开一个新的文档，轻轻地敲下4个字：总结报告。她相信自己一定可以在今天下班之前把它完成，并送到领导的桌子上。

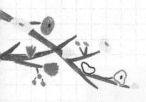

划重点

用写作的成就感给自己打气

　　小兰为什么没有信心，是任务太难了，还是她没有准备好？其实都不是，是她不相信自己能把一件事做好。因为不自信，她就没办法100%地投入，做事的时候畏首畏尾，这样她就更难成功了。

　　自信不是简单的信念，它更应该是一种行动方法。通过写作，小兰找出了自己失败的原因并针对性地提出解决办法。这是一个好的开头，因为她终于在文字上迈出了思考的第一步。而且完成这篇文章对小兰来说意义重大，她发现自己并不是什么事都做不到，至少在写作上她是可以的。

　　写完一篇文章其实就有疗愈的效果，让人重拾信心，因为"完成"会给人一种成就感。比起生活中的困难，写作是很容易完成的，每个人都可以做到。即使其他事情会失败，至少写作这件事会成功，而这种成功会让你的精神为之一振。

第1章　什么样的写作是写作疗愈

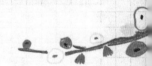

写作疗愈练习4

想做却一直没有做的事

　　有很多事可能你想了很久但一直没做，比如学会游泳、学一门外语、去欧洲旅行、准备考研等。找出一件你特别想做但一直没做的事，把它写下来，题目可以是"想做却一直没做的事"或者"被拖延的梦想"。

写作创可贴

1. 排列问题，将遭受的挫折、未完成的事项逐一进行记录，尽可能详尽一些。

2. 针对陈列的问题，寻找它们之间共性问题所在，进行归类总结。

3. 顺着写作思路，鼓励自己挖掘问题的本质原因，并找到合理的解决办法。

4. 用写作帮助自己体会"完成"的美好感觉，并推动自己按照解决办法逐一改正。

写作疗愈
用写作赶走焦虑、拖延、坏情绪

疗愈
加油站

用写作让自己恢复平衡

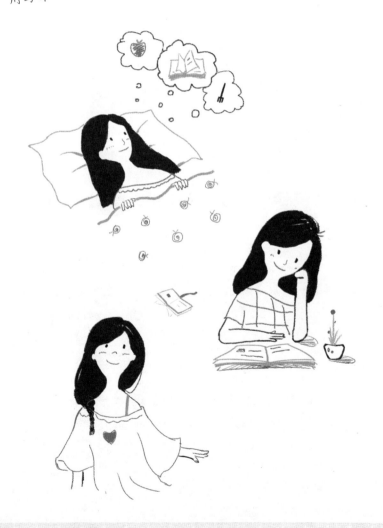

心理学小课堂

　　现代社会生活、工作的节奏很快，人们所承担的压力也达到前所未有的强度。在生活和工作中，几乎每个人身边都存在着诸如本章中提到的知识焦虑、时间焦虑、拖延焦虑、缺乏自信等不平衡状态。那么什么是压力呢？

一、压力的定义

　　在心理学中，压力也称为应激，是情绪的一种，压力的来源被称为应激源。压力也可以描述为个体对某种外部刺激做出的适应性反应。

　　人的生活不会一帆风顺，会经常遇到一些自己预料之外的突发事件，面对突发刺激时，人的内部（包括认知、思维、情绪、情感等）都会产生一系列的连锁反应。个体会不自觉地产生自我防御，并反馈给行为，以寻求适应或者改变。

二、外部刺激（应激源）会给个体带来哪些后果

　　人在应激状态下会产生一系列生理、情绪和心理反应，心理反应包括情绪反应和行为反应。担心、着急、焦虑、自卑和抑郁都是情绪反应，焦虑是应激状态下最

常见的情绪反应。

一般来说，常见的外部刺激主要有以下几种。

1. 当事件密集爆发时

人的大脑就像是一台高速运转的机器，每个人一定时间内处理的事情也是有限的。当它需要同时处理很多事情，而且这些事情看上去难度相当的时候，大脑会第一时间被任务所占据，而无法腾出空间去理顺解决办法，这就会形成思维延迟。思维延迟又会造成个体情绪紧张，从而反过来再次影响思维，形成恶性循环。

2. 当面临困难时

人都有趋利避害的本能。困难，对于有的人来说，是刺激的挑战，但对于更多的人来说，是前行的障碍。人在遇到困难时，第一反应是逃避，这是一个生物体最正常的反应，是人和动物共有的机械本能。很多人遇到困难时会选择拖延，要克服这种心理，需要内心有强大的目标感，要有追求和动力。

3. 当突然发生超越承受能力的事件时

当需要处理的事情超出个人承受范围时，会给人带来强烈的困扰，引起思维混乱，诱发焦虑等负面情绪。

4. 外部正向激励的缺失

人在任何环境下都需要一定的正面激励去激发行动力。长期正向激励缺失，会造成个体的自卑感。外部刺激会带来内部的强烈冲突。

三、写作能帮助我们什么

个体是能够注意到外部刺激的威胁性的，而且多数人都会在面临威胁时试图寻求改变，但很多人无法通过自身的能力消除这种外在威胁，只能任由它们继续存在而无能为力。

写作，是一个很好的调节方式。在写作的过程中，人首先会从负面情绪中跳出来，让自身回归平静。情绪稳定后，大脑才可以恢复正常运转，让思维重新敏锐起来，这样才可以找到解决办法，改变现状。

（1）写作可以提升抗压能力。通过自我陈述，建立起与以往认知不同的思想体系，不断通过文字给自己灌输抗压的信念，让其成为一种潜意识。写作使个体随着意识的改变而改变。

（2）通过文字叙述排列问题，建立控制冲突的合理程序。先通过自我反省来认识问题的本质，再评价自己思想和行为的正确性，接着寻找不同思维方式对冲突进行合理解释。

（3）针对冲突的不同情境，提出不同的建议，同时及时对自我进行表扬和肯定。

接龙式写作

　　我真的要发疯了，我失眠了，几乎一晚上没合眼，我努力想要睡着，可是越这样越睡不着。我这是怎么了？为什么心里这么乱？难倒是我生病了吗？（请接着这个写下去）

_____

_____

_____

1. 烦乱解决不了问题，先让自己安静下来。

2. 压力是表象，压力背后一定是遇到了某个问题，而问题的背后可能有更深的原因，这个原因只有你自己最清楚。

3. 不要着急做出判断，先把事情说清楚。问题都摆出来，自然就会有解决的办法。

第 **2** 章

什么是写作疗愈，其实4个词就可以概括清楚：书写即疗愈、完成即疗愈、直面即疗愈、社群即疗愈。掌握这4个关键词，就了解了写作疗愈的"庐山真面目"。

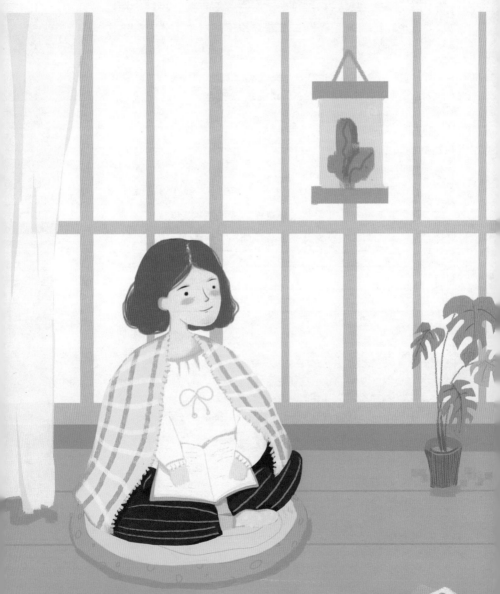

第 2 章

写作疗愈的
4个关键词

想要让写作发挥疗愈效果，其实就是简单的四步。第一步，书写即疗愈，有问题的时候，立即坐下来写；第二步，完成即疗愈，一旦开始写，一定要写完，不要半途而废；第三步，直面即疗愈，要勇敢面对自己的问题，不要隐藏也不要回避；第四步，社群即疗愈，要融入社群，借助群体的力量，解决自己的问题。

第一节　书写即疗愈

一、难受就去写的永慧

深夜2点，永慧和儿子发生了一场战争，战争以儿子丢下一句"以后再也不用你来管我"并重重关上门为结局。永慧呆坐在客厅中央，她想不明白自己为了儿子付出了一切，为什么换来的却是孩子的反感与不满。

永慧越想越心酸，她需要把自己憋在心里的话马上写出来。

"我明明是为了他好。"她在开头写下事情的来龙去脉。"从八点开始，我就放下自己的一切事情，专心陪在他身边，和他一起写作业。他渴了我马上去倒水；想吃东西，各式水果摆得整整齐齐地递到他手边；有不会的作业，我到处查找答案为他解答。可就是这样，他居然还偷懒，边写边玩，写了4个小时了，一半的作业都没有完成！"

"不仅学习偷懒，脾气也见长，我就说了他一句，他就愤怒了，作业撕掉，笔也扔了，哭着喊着怪我管得太严，一点自由空间都不给他。可他如果是个勤奋的孩子，我还用这样吗？我也不愿意每天都把时间耗费在和他斗智斗勇上。可是我不盯着他写作业能行吗？眼皮子底下还这样偷懒，不看着还不知道会什么样。马上就要中考了，再不努力就什么都晚了。"

写完事情的经过，永慧再一次回忆起刚才的场景，孩子的每一句话，每一个表情，都像是一把刀扎在她的心上。眼泪喷涌而出，永慧任凭泪水滴落在键盘上。

二、靠写作寻找答案

"我们什么时候变成这样了呢？"

永慧在文章里问自己。写下这个问题后，她脑海里闪过儿子蹒跚学步时扑在她怀里的场景。永慧痛苦的脸上闪露出一抹微笑，她觉得应该把和儿子相处的点滴都写下来，或许答案就在这里面。

"我和孩子的关系一直都不错，他也很依恋我。幼儿园、小学期间，我坚持亲自接送孩子，就是想让他知道，无论什么时候，妈妈永远都陪在他身边。可是自从上了初中，事情就变得不一样了。我们不再像从前一样无话不谈，他也再没有扑进我的怀里让我抱一抱。他有时候会主动关上房门，不让任何人进入。周末的时候，还会偷偷地溜出去玩，也不告诉我去哪里。"

"是啊，孩子大了，有自己的秘密了。但是我真的很不放心。一是到了初中，课业一下子变得繁重。有的孩子从入学第一天起就为了3年后的中考而努力，可他呢？如果不能及时适应这样的学习环境，恐怕考上一所重点高中就成了奢望。进不去重点高中，何谈考上一所好大学？再有，我很怕他进入青春叛逆期，结交一些不好的朋友，这样对他的成长可是毁灭性的。作为母亲，我有责任和义务监管他！"

写下"监管"两个字后，永慧感觉到有一点不对劲。思考了一会儿，她才想起，这个词是最近儿子经常和她说的，而且每次说的时候情绪都非常激动，责怪她把自己当犯人一样看管。难道问题出现在这里？永慧接着往下写。

"我有监管他吗？我觉得我做的这些都是一个母亲应该做的事情啊！对了，似乎有一次他说过，觉得自己随时被一双眼睛盯着，认为自己丧失了自由。难道这真的是我的错误吗？"

打下一个问号后，永慧发现思路开始清晰起来，她渐渐知道问题出在哪里了，但是还需要再理一理，于是她继续在问题后面寻找答案。

"我都对孩子做了些什么？好像自从他升到初中，我就陷入了莫名的焦虑中。头两次摸底考试孩子成绩只排在中游，我急得不得了。一方面，我怕这个成绩会打击孩子的自信心，从此认命自己的成绩水平，不再愿意努力；另一方面，我看到其他孩子的成绩那么优异，就充满了羡慕。"

"所以每当孩子做与功课无关的事情的时候，我都特别焦躁，我想如果他能把这些时间用在学习上该有多好。每一次成绩如果不理想，我都充满无力感，恨不得替他去考试。但我知道这件事必须靠他自己完成，于是我就把我急切的情绪传递到了他的身上。"

"原来问题出在我这里！"

敲下一个感叹号后，永慧瞬间想通了。和孩子关系的急剧恶化，其实都是她没有控制好自己的情绪造成的。想明白这一点，一切问题好像都迎刃而解了。

三、写作，让一切水落石出

既然问题不在孩子身上，那改变起来就容易多了。

"可我又为什么会变成这样？"

永慧继续用文字剖析自己。

"从前我并不是一个焦虑的妈妈，也不会无故地拿他和其他孩子进行攀比，我一直都对自己的孩子充满信心，相信他的成长路线是最适合他的，并一直用一个信条告诉我和孩子，人生的成功不在于走到多高的位置，而在于生活得有多快乐。"

"可能是因为孩子在小学阶段成绩一直都不错，每次开家长会，孩子都是被表扬的对象，偶尔还能在一些比赛中获得名次，这让我的虚荣心得到很大的满足。升入初中后，孩子的成绩和之前的水平相差甚多，从一个优等生跌落到一名中等生，我无法接受这种落差。这也让我无法面对其他亲友，每次他们询问孩子的成绩，我都难以启齿，似乎这是一件非常丢面子的事情。"

"还有，同事美欣家的女儿，小学的时候并没有我儿子优秀，可是上了初中后，似乎一下子开了窍，成绩一次比一次优异。一个学期过后，就跻身到班级前五名了。我看着她那自豪得意的样子，心里就堵得难受。"

写到这，永慧感到有些不可思议，如果不是写下来，她根本不会发现自己已经变得这么虚荣。为了自己的面子和虚荣心，把压力和焦虑都倾注给了孩子。可是自己并不是一个不明事理的人，为什么会变成连自己都讨厌的样子？她带着疑惑，继续挖掘背后的原因。

"我也用'成绩并不能决定一生'来劝慰过自己，可是有一天我看了篇文章，里面说'在这个社会里，学习和考试是普通家庭唯一能够改变人生的机会了。如果年少不努力，未来会用一生的时间来努力生活'。我不希望儿子在未来像我一样为生存问题放弃自己的喜好和理想，我希望他可以按照自己梦想的生活方式来过一生。所以我变得比谁都着急，我怕他因为这两年的不努力，误了自己的一辈子。"

"但我的焦虑并没有起到任何推进作用，我所做的一切，仿佛都掉进了棉花堆里。儿子成绩不仅没有进步，反而越来越差。任凭我苦口婆心，都不能换回他的一丝理解。现在我觉得孩子已经离我越来越远，我不知道他在想什么，不知道他想做什么，不知道如何和他进行沟通。我变成了一个连他朋友都不如的人，我越想做一个合格的妈妈，越变得不像一个妈妈。"

永慧的文章，由对孩子的责备，变成了对自己的责备。她越写越明白，事情其实如此简单明了——一切的结果，都是自己对待孩子的态度产生的负面影响。再怎么说，儿子也只是一个十几岁的孩子，在这个年纪，他承担不了一生的职责。做母亲的，应该是孩子最温暖的港湾，而不是压力的施予者。

"现在的我心情好多了，压力也相应地减轻了不少。"

永慧脸上逐渐恢复了血色，笑容也爬上了嘴角。她现在最想感谢的是自己。

"感谢你,愿意把这一切都写下来。谢谢你,愿意静下来去改变这一切。"

永慧用文字和自己对话。

"现在我的心情很平静。刚刚抬头看了下儿子紧闭的房门,心还是疼了一下,我给孩子带来了这么大的伤害,不知道要多久才能弥补。但是只要愿意去做,一切都是可以改变的,不是吗?毕竟我们血浓于水,我是最爱他的妈妈。"

"明天天一亮,我就要以一个全新的姿态去面对孩子。"

永慧一边想一边写下做法。

"我先和儿子道歉,真诚地承认自己的错误,让儿子知道,他的妈妈是一个愿意自我改变的人。最好的榜样是以身作则。"

"努力控制住自己的虚荣心和焦虑感,避免将负面情绪传递给孩子。如果无法忍受,那么就像今天这样写下来,待自己平静了,再去和孩子对话。"

"勤加沟通,弄清孩子不愿学习的真正原因,放开手脚,不再监管他,让孩子依靠自制力去成长,做一个开放的妈妈……"

此刻的永慧，内心被爱充盈着。她悄悄打开儿子的房门，透过微弱的光，她看到熟睡的儿子，稚嫩的脸上眉头紧锁，眼角还有长长的泪痕。永慧暗暗发誓，以后绝不会让这样的事情再次发生。她轻轻地吻了下儿子的脸蛋，抚平他的眉头。月色安详，永慧仿佛回到了孩子出生的那些日子，她知道，这个从自己身体里出来的小人儿长大了，需要的不仅是爱，还有尊重。

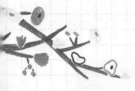

划重点

不安的时候，就坐下来写

　　永慧心里有顾虑、有疑惑，她没有放任不管，而是立即开始写，因为她知道，早做比晚做要好，把问题消灭在萌芽状态，损失是最小的。

　　其实答案就藏在现象的后面，儿子渐渐长大了，她还在用老方法对待。而且她自己把焦虑情绪传递给了儿子，引发了母子的矛盾。通过简单地分析，原因就水落石出了。其实只要开始写，一切就非常简单。

　　书写即疗愈，起来写，一切都会朝着好的方向转变，这就是写作疗愈最神奇的力量。

写作疗愈练习5

把一直困扰你的问题写出来

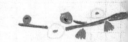

　　人每天会遇到很多问题，问题也有大有小，有的问题一转眼就过去了，而有的问题可能会困扰你很久。想一想，最近有没有什么问题一直在困扰你，它是什么？到底是怎么回事？把这个问题写下来，试试看，写的过程中，你有没有什么新的发现。

写作创可贴

1. 出现问题的时候，把事情的来龙去脉写出来，不要有所遗漏。

2. 将一切负面情绪通过文字进行倾诉，舒缓内心。

3. 从内在寻找错误，并勇于承认错误。

4. 写完后，放下所有负担，减轻压力，从自身做起，寻求改变。

一、半吊子小姐珊妮

"今天有人叫我半吊子小姐。我虽然委屈，但是细想想，发现这个评价真的很贴切，因为我似乎很久都没有完整地做完一件事。"

珊妮在一篇文章开头这样写着。她有些沮丧，但还是决定把那些半途而废的事情一一写下来。

● 昨天需要写一份计划书，可是做到一半又给我分配了新任务，由于时间分配不开，只好求助了同事，让他替我完成了后半部分。

● 说好从上周开始学习英语，每天背半个小时单词，结果只坚持了一周，就再也没看过英语。

● 下定决心每天早起一小时进行晨练，可到了第三天就睡过了头，之后再也没早起过。

● 计划好下班后去练习瑜伽，可是谁知下班时总是有各样的事情找上门，最后瑜伽也没坚持几天。

● 朋友说她每天都留出时间看书，我觉得这个状态很不错，于是也给自己定了计划，争取一周看一本书、一周看一部电影，可是计划定了半个月了，一本书都没有看完。

当把这些事情一条一条地呈现出来时，珊妮才发现，自己是一个没有长性的人，不会合理分配时间，看到什么听到什么都想试一试，却永远缺乏毅力。

本来以为自己是一个肯学习、肯付出、活得很新潮的人，可是今天她终于知道，自己所做的一切都是三分钟热度，一件事都完不成，没有任何的意义。

珊妮揉了揉太阳穴，她觉得心里很乱，别人的评价让她很不是滋味，如果不能改变缺点，恐怕再也没有颜面去和别人谈论自己的人生规划了。

二、完成是一种仪式感

为什么看到什么都想试试，却总是坚持不下去？珊妮在文章里寻找答案。

"我似乎不太会调配时间，当有超过两件以上的事情同时需要做的时候，我就会很着急，最终一定会因为手忙脚乱而放弃某一件事。比如上级领导同时交给我两项工作，我不知道该如何去同时完成。比如想去练瑜伽的时候，有人约我吃饭、逛街，我不知道如何沟通和协调。"

"我有很强烈的好奇心，别人说的新鲜事物，我都想尝试一下；别人在做的事情，我也想参与一下。但是做了以后才发现，很多事情未必适合我。我一边努力说服自己既然开始就不能放弃，一边提醒自己，这件事并不是我喜欢的事情，应当及时止损，不要浪费时间。于是我经常在这样的纠结中，选择不了了之。"

"还有些时候，我会很迷茫，不清楚自己行动的目标。开始之前我会把未来想得很美好，可是做了几天，就会产生疑惑——我这样做能给我带来好处吗？比如学英语、看书。我坚持这样学、这样看，为了什么呢？对我自身成长有什么帮助和提升呢？这些我并没有想清楚，所做的一切都只是头脑一热就去做了。"

分析完原因，珊妮的慌乱感减轻了不少，她明白自己总是完不成的原因有3个，她把它们写了下来。

1. 协调能力、时间统筹能力较差。
2. 没有清晰的规划，喜欢跟风，缺乏判断力。
3. 对自己不够了解，没有明确的人生目标。

既然问题已经明确了，珊妮也终于松了一口气。只有先找到问题才可以找到解决办法，珊妮暗暗地对自己说："这一次一定不会再半途而废了。"

三、善始善终才是完美的计划

"针对这3个问题，下一步应该怎么做呢？"

珊妮在文章里自问自答。

"要提升协调统筹能力，我应该拿出一定的时间学习一些时间管理的知识。协调统筹能力是我的一个短板，却也是完成所有计划的最关键的一步。只有学会时间管理，才可以让其他事情顺利进行。"

"去哪里学习呢？我看到过很多时间管理的课程，首先要对这些课程进行甄别，挑选一个节奏最合理、最适合自己的去学，这一次一定不能盲目了。其次，我需要先预留出学习时间，不如就利用午休时间好了。午休时间一般打扰较少。"

找到第一个问题的解决办法后，珊妮在文章中回答了第二个问题。

"如果要避免盲目跟风，就应该对自己有深入的了解。我是一个喜欢热闹的人，有时间的时候更喜欢和亲朋好友小聚一下，或者在节假日组织一些活动。这样来看，瑜伽这类偏安静的运动并不适合我，这可能也是我兴致不高的原因。早起晨练难以坚持的原因，大概是因为晚上精力较为充沛。而早上如果起得太早，自己一天都会状态不佳。所以以后我可以利用晚上时间来做一些事情，早上不要起得太早，以保证睡眠，找到适合自己的生物节律才是最重要的。"

"对于第三个问题，就更应该好好思考了。我的人生目标是什么？学习各类知识是为了什么？"

珊妮没有停，键盘发出的清脆的响声让她的思路越发清晰。

"原来我觉得无论是什么，只要去学肯定是有好处的，但现在我发现，学习的东西一定要契合自己的兴趣、特长和目标。学习英语是因为看到很多人都在学，似乎不学就要被落下了。但实际上，在我的工作和生活环境中，英语基本用不到，我对英语的兴趣也不浓厚。从小到大，我一直对绘画感兴趣，那么在工作之余，可以去学习一些手绘的知识。如果学得好，还可以为自己增加一技之长，未来作为兼职增加收入也不无可能。"

不知不觉中已经写了两个小时了，文章也已接近尾声，让珊妮沮丧的问题也在她写文章的过程中逐一化解。更让她感到欣喜的是，她顺顺利利地写完了一篇自我剖析的文章，这期间没有被其他事情分散精力，也没有写到一半就写不下去而半途而废。珊妮觉得，今天坐在这里写，就是改变自己的第一步。

"今天的写作让我对自己有了一个新的认识，原来我并不是不可以，我只是没有做好计划，没有找准方向而已。在写这篇文章的过程中，我也体会到完成一件事的关键四要素：一是专注，二是兴趣，三是思考，四是自律。在以后做任何事情之前，都要根据这4个要素做好准备，我一定要摆脱半吊子小姐的称呼，完成比完美更重要。"

在文章结尾，珊妮还给自己送上祝福：

"亲爱的珊妮，今天这篇文章不仅让你找到了问题的原因和答案，还带给你久违的成就感。今天就是改变的开始，相信你，未来会成为一个善始善终、每一件事都能够坚持到底的珊妮。"

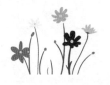

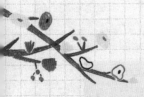

划重点

写完就"好了"

　　珊妮是个没有长性的人，什么事都是三分钟热度，浅尝辄止，很多事只开了个头就放弃了，这带给她很多的挫败感，导致她做事更加拖延。

　　一般来说，患有拖延症的人总会给自己的拖延找借口，但其实内心里，她们还是会有隐隐的不安和自责。像珊妮，她对自己的现状很不满，迫切希望能有所改变。

　　写作是珊妮改变现状的第一步。写作带来某种仪式感，而且顺着自己的内心写，完成一篇文章似乎也不是什么难事。完成一篇文章也带给珊妮巨大的成就感。最关键的，通过写作，珊妮把乱成一团的生活理出了头绪，这种能让自己疗愈的写作，让她看到了曙光。

写作疗愈练习6

写一写你的特长或者兴趣

你可能是个普通人，做着普通的工作，过着普通的生活，但有没有一件事是你的爱好或者是你特别擅长的？如玩游戏，刷朋友圈，聊天，看书，看电影……写一写你的这个兴趣或者特长，分析一下它到底对你有什么影响。

写作创可贴

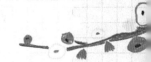

1. 事件回顾。客观地将自己所遇到的问题罗列出来，不要掺杂个人感受，可以适当地按照事件完成度进行排列。
2. 尽可能理性地根据目标选择、目标驱动力、目标分配3个要素查找原因。
3. 对找到的问题，提出可行且易操作的解决办法。
4. 完成本篇习作，作为疗愈自己的第一步。

第2章

写作疗愈的4个关键词

一、害怕真相的大泳

　　大泳最近总是胸口痛。本来没太在意，但是去医院做了一系列检查后，大泳心里的恐惧感一点一点渗透了出来。他在文章中记录下自己这一天心情的起起伏伏。

　　"本来没觉得有问题，大概是最近没有休息好的原因，可家人总是要我去医院检查，为了让他们放心，我就去了。可是谁知道，医生在初诊后，开了一堆诊疗单，神色凝重地要我做很多项检查。不过这并不是最重要的，最让我担心的是医生说看我的症状，像是心脏的问题。"

　　"各项检查做了整整一天。我在医院各个楼层之间来回穿梭。看病的人很多，急救的、重病的也很多。检查到最后，我竟然有一阵精神恍惚，我觉得人真是脆弱的动物。即便人的头脑再聪明，心态再乐观，即便拥有最先进的技术，也避免不了人的身体走向衰落和死亡。"

　　"死亡是一个很可怕的字眼。我才活了三十多年，曾经觉得这两个字离我很远很远。但是今天当医生说出心脏问题的那一刻，我发现它离我那么近。"

　　写到这里，大泳又觉得心脏不受控制地狂跳了。他按压着胸口，起身吃了一粒药。检查结果明天才能出来。这一晚不知道还能否睡得着。

二、写作是他的"树洞"

大泳是家里的顶梁柱，他不想让别人看见自己的脆弱，于是，文字就成了他倾吐心事的唯一途径。他把自己的担忧都写了下来。

"如果确诊是心脏病，可能以后我时刻都需要注意，情绪不能太过激动，不能劳累，要多休息。可是这样一来，工作和家庭中的许多事情都会受到影响，比如一定要避免加班；避免抬举重物；避免熬夜；饮食也要有所调整。如果这些都要刻意去注意，或许我就不能全力以赴地去工作，去拼业绩，去替妻子和孩子多做一些事。假如连我自己都需要照料，我不敢想象这样的事情一旦发生，我该怎么办。"

"我知道身体很重要，所以如果是心脏病的话，以上这些我必须要注意，身体没了，其他一切都没了。但是这样一来，工作势必受到牵连。目前我正处于职业关键期，能否升职就看这半年的成绩了。如果这个时候因为身体原因而选择疗养，那么就等于跟职业生涯说再见了。"

"还有，家里刚刚生下第二个宝宝，两个孩子都需要付出很多精力来照顾。妻子刚刚生产完，更是需要休养。家里的育儿费、保姆费、生活费等一切经济来源都压在了我一个人身上。

如果身体健康，那么以我现在的收入水平，这一切都不算什么负担。但如果身体出了问题需要治疗，就会引发一连串的问题，恐怕整个家都会垮掉的。"

大泳认真地分析了当前的形势，写下来后，他发现比预想的还要糟糕。

"这场病来得真不是时候。"

大泳点着一根烟，接着写：

"没有比这再糟糕的事情了，这辈子最惨的境地应该就是这样了吧。我不敢和家人倾诉，我怕他们知道我的状态会比我还消极。当一个人遇到最惨的事情还得自己往肚里吞的时候，恐怕是比最惨的事情还要惨的一件事。"

三、写出来就不疼了

最惨？这两个字被大泳反复写下来后，他的心里突然动了一下。他意识到抓住了一个关键点，于是甩开手里刚刚点着的烟，迫不及待地往下写。

"是啊，最惨的境地也无非就是这样了。升职受到影响，加薪受到影响。但是不升职加薪也会维持在现在的层次，收入并不会因此而减少，家庭支出还是和平时一样。既然这样，何谈垮掉呢？"

"家里有育儿嫂，妻子等孩子大一点以后就可以重回职场，所以即便家庭负担再重，等妻子重新工作以后，都会有所缓解。"

"这样来看，最惨的境地也就是维持现状。而即使我的心脏有问题，需要一些治疗和休养，那也是暂时的。我应该相信自己会尽快好起来才对啊，怎么可以这样悲观和消极呢！"

"没有人可以帮我，那么我就要靠自己来解开这一团乱麻。"

大泳知道，最好的应对方法就是面对现实。当把最糟糕的状况都想到，做好最坏的打算，那么一切就都会往好的方向发展。

喝了一杯水，大泳发觉胸口的疼痛感减轻了很多。他轻轻地做了几次深呼吸，又接着写下现在的感受。

"原来最好的治疗方案，就是坦然地接受现实。从医院回来，我不愿相信一直强健的身体出了问题，所以十分悲观、焦虑，那种感觉就像得了不治之症。"

"可是仔细回忆下检查的过程。医生只是说心脏有问题，但也只是可能，而且心脏问题也有大有小。最近确实有些劳累过度，说不定调整一下就会恢复过来。"

也许是心理作用，此刻的大泳竟觉得疼痛好了一大半，这让他更有信心面对明天的结果。他相信，无论结果严重与否，他都有勇气面对和接受。

那么接下来事情就好办多了。重新恢复了斗志的大泳，拿出在工作上不服输的劲头来面对接下来的一切。

"今天之所以会这样焦虑，是因为不敢承认得病的事实而放大了恐惧，这种恐惧反过来影响了自己的心情和状态，进一步加重了疼痛的症状。是自己让自己陷入了这样一种没有任何正向作用的循环之中。"

"用坦然赶走恐惧，才能换回清醒的头脑、坚韧的意志，最后换回一个健康的身体。都说很多绝症患者在知道自己的疾病后，不是输给了病魔而是败给了恐惧，所以从现在开始，我要做身体的主导者。"

大泳写下了未来的安排。

"明天早起去看结果，无论是大问题还是小毛病，切记不能太过激动，积极配合治疗，争取以最快的速度恢复健康。

没有好习惯自然不会有好身体。从今天开始，每晚都不要熬夜，晚上11点以前必须上床睡觉。早上早起一小时晨跑锻炼身体。戒掉咖啡，不喝太多酒，少抽烟，多吃蔬菜。

对于升职，放平心态，尽己所能做好当前手中工作，不要将这次升职看得太重。现在的工作如果能完成得很好，那么上级自然会考虑我的晋升问题。

　　家庭支出加大，孩子和妻子都需要照料。如果我的检查结果不是太好，需要住院甚至手术治疗，那么做好万全的准备，无论是费用还是护理，尽量不给家庭增加额外负担。能自己独立完成的就独立完成，不能的可以暂时雇用护工。公司还有一笔奖金没有发下来，如果紧迫，可以提前预支出来用作治疗费用。

　　最重要的是，给家人以信心。如果我自己都悲观恐惧，那么整个家庭就会在我的情绪影响下蒙上一层阴影；而如果我积极起来，一切就都会好起来。"

　　写完最后一点，大泳看了下时间，马上就要11点钟了。他关掉电脑和手机，这么久以来头一次早早地躺在床上。经过这一天，大泳明白了一件事，再大的困难，你只要勇敢面对，恐惧就无所遁形。

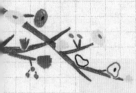

划重点

真相也许没有想象中那么可怕

大泳怀疑自己得了心脏病，他非常恐惧地等待着第二天医院的诊断结果。他不敢想象，如果真的得了病要怎么面对，正是上有老下有小的时候，万一他撒手离世，该怎么办才好。

其实，不管大泳怎么想，他都改变不了检查结果的事实，他唯一能做的，就是去面对一切可能会出现的结果。

大泳先是让自己的头脑保持冷静，然后他分析了不同结果的影响和可能的应对方法。当把一切都安排好之后，他感觉到一块大石头落地了。很多时候，人都是自己吓自己，真实情况也许没有想象中那么可怕。把害怕的事都写下来，让它们暴露在阳光下，反而就不害怕了。通过写作，把问题分析清楚，自己也会得到疗愈。

写作疗愈练习7

人生中最大的一次挫折

　　每个人都会面对失败和挫折，但每个人应对的方式却不一样。回想一下，你过去或者现在都遇到过什么挫折，你是怎么处理的。请以"人生中最大的一次挫折"为题写一篇文章，记录这个挫折，分析原因并找出应对办法。

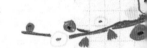

写作创可贴

1. 写下当前所有的负面情绪，尽量写齐全，包括恐惧、担心、焦虑等。

2. 透过负面情绪，分析影响心情的原因，找到恐惧和焦虑的具体事件。

3. 做出最坏的打算并写出来，直面挫折。

4. 平复心情，变恐惧为坦然，寻求下一步解决方案。

第2章　写作疗愈的4个关键词

第四节　社群即疗愈

一、孤岛里的小玲

离婚后，远离家乡独自带着孩子生活的小玲，在昨天晚上产生了深深的无助感。她感觉筋疲力尽、力不从心。女儿半夜突发高烧，小玲一个人背着孩子出门，深夜的路上一辆车都没有，情急之下小玲拨打了120。

还好救护车来得比较快，跟着救护车到了医院后，把孩子托付给医生，小玲又忙着东奔西跑办理各项检查治疗手续。直到一切办理妥当，孩子也进入稳定治疗期，小玲才发现自己一丝力气都没有了。她瘫坐在医院走廊的长椅上，捂着脸哭了很久。

从医院回到家后，小玲看着已经退烧熟睡的孩子，她发觉自己的能量已经快要耗尽，但她却只能在心里与自己诉苦。这种心情让她无法做任何事，包括吃饭和睡觉。当夜幕再一次降临时，她甚至连灯都没有开，漆黑的房间只有电脑屏幕闪着亮白的光，上面写到一半的文章仿佛在提醒她，如果有什么不开心，不如写下来吧。

小玲听着孩子沉稳的呼吸声，不由自主地坐到电脑前，重新打开一个文档，在上面写下了这一刻的感受：

"这一刻的我，发现自己是那么的无助。什么事情都得一个人来扛，需要帮助的时候，电话都不知道应该打给谁。父母远在千里之外，我只能报喜不报忧，而这里的同事更不适合求助。也没有太过交心的朋友，没有人能够帮我，没有人能够在我脆弱的时候陪伴我。无论发生了什么事，无论自己能做到与否，我都必须硬着头皮一个人上。有那么一瞬间，我感到前所未有的绝望，感觉自己仿佛站在一座孤岛上，四周是一望无际的茫茫大海，任凭我百般呼唤，都没有人应答。巨大的孤独感充斥着我所有的细胞……"

二、一次特别的分享会

婚姻遭遇变故以后，小玲渐渐喜欢上了写作这种安抚自己的方式，她会利用一些空余时间，偶尔写一些小文章来填补情感上的空缺。一次偶然的机会，她看到一个写作社群，误打误撞加入了。在社群中，每一个成员都用心地写文章，向并不认识的天南海北的网友们吐露藏于内心的故事。

这一晚，小玲将自己的孤独描写出来后，分享到了社群当中。夜已经深了，小玲想，或许大家都睡了，也许到明天才会有人回应吧。

可刚刚发出去几秒钟，一个群内的好友就回复了小玲，并问了小玲一个问题："你为什么会觉得孤独？仅仅是因为没有人能够帮你吗？"

看到这个问题，小玲陷入了思索，但手指却没有停，她在键盘上敲击着，一边写一边想：

"我为什么会觉得孤独呢？因为当我遇到困难的时候，我希望有人能让我依靠，希望有人在身边帮助我，减轻我的压力。我渴望有人能安慰我说'放心吧，还有我'。但没有人了，自从婚姻生活出现问题，这样的情境便消失了，再也没有过。我不知道为什么生活会到了今天这样的局面，我总是觉得我被生活逼迫着往前走，连喘口气的时间都没有。"

写到这，小玲不由自主地想起了离婚前的生活，她似乎有点明白了，她现在所有的心情都是在和离婚前那些美好的生活做对比。那么婚姻里最好的样子是什么样呢？小玲带着回忆写下了那段美好的时光。

"和他刚结婚，感情还不错的时候，我就像一个被呵护的天真的小女孩，什么都不用操心，什么都不用担心。他比我大几岁，所以像大哥哥一样处处照顾我。我喜欢吃的东西，他变着花样给我做，他是一个想得比较周到的人，很多事情都能够帮我打理得妥妥当当。那时候我真的觉得很幸福，我以为他会一直对我这样好下去。"

"可是后来，有了孩子，伴随着孩子一点点长大，他变得越来越不耐烦，那时他说得最多的一句话，就是责怪我做了妈妈却没有一点妈妈的样子。他总是说他工作已经很累，回家还要照顾孩子，这导致他的精神状态越来越差，要我理解他。但那时的我总是觉得这是他逃避家庭责任的借口。我总是喜欢强调他之前对我的态度和承诺，以此来敲打他，可是没想到关系却愈来愈恶化。"

当时过境迁，再回过头写下这些过往，小玲才发现，自己在这段婚姻中也有很多离谱的地方。于是她第一次用文字进行了自我检讨。

"现在再去看这些事情，才知道自己也做错了很多事。有孩子之前，我被他照顾得像个孩子，可是有了孩子以后，这个家就不能只依靠他一个人来承担，可是我那个时候除了喂喂奶，其他的全部丢给他，没有想过为他做一顿饭，没有想过替他减轻些负担。现在的我一个人带孩子生活，才发现生活的负担有多重，仅仅是孩子生一场病，都让我觉得筋疲力尽了，不用说他那个时候既要工作还要照顾家里的一大一小了。"

"现在所有的孤独，都是自己闯下的祸，我要么就这样不断地抱怨，要么就让自己强大起来！"

小玲写完这句话，重新把文章发到了社群中。不一会儿，提问的群友给小玲回复了一个大笑脸，并伴随着一句话："你已经通过自己的笔找到了问题的核心，你很棒，你不孤独，你还有我们。"

三、陪伴是最长情的告白

看到群友的那句"你还有我们"，小玲的泪水不由自主地流了出来。内心满满地都是感动。

孩子在熟睡中叫了声妈妈，又说了几句梦话，小玲过去摸了摸孩子的额头，确定没有再发烧，她松了一口气，看着孩子略带微笑熟睡的小脸，小玲觉得这一刻很温暖。

　　她要写下心里所有的感动。

　　"感谢可爱的群友们，当我没有人可以倾诉的时候，是你们愿意一字一句地听我诉说，帮我出主意，替我找原因。你们对我文字的每一句反馈，都给了我莫大的鼓励，让我拥有了再次面对生活的勇气。"

　　"今天背着孩子去医院的一路上，我甚至都有了放弃生活的念头。生活的压力，精神的压力，压得我无法呼吸。但现在，是你们让我的心情渐渐平静了下来，明白了走到今天这样的境地，也有自己的不对之处。当把责任都归结到他人身上的时候，是最痛苦的，因为你无法改变，发出满心的恨。而当发现自己也有责任的时候，即便只有一点点，也让我一下子释然了很多。"

　　"但我此刻最大的感受是幸运。我有一个懂事而乖巧的女儿。刚刚她在睡梦中还在叫我妈妈。在她生病的时候，我是她最大的依靠。如果我都垮下去了，孩子该怎样面对生活的困难呢？我应该给她做一个榜样，她那么善解人意，那么爱我，我不能让她对自己的妈妈失望。"

　　小玲将自己的感激之情再一次发到了社群中。夜已经很深了，但是依然有很多人默默地等着小玲的文章。当看到小玲重新找到生活的幸福感时，每一个人都松了一口气。有人在群里给她发了一个大大的"拥抱"。

小玲模糊着双眼，微笑着走到床前，给了孩子一个轻轻的吻，此刻的她内心充满能量。

"以后我不会让自己再这样消沉了。"

平复下来的她在文章里写下这样一句话，然后接着往下写，梳理乱成一团麻的心情。

"人是不能脱离感情而存在的。带着孩子独自在这里生活，虽然是自己的决定，但并不意味着要和所有人脱离关系。事实证明，我需要这样的情感，也需要这种温暖，虽然现实生活中很难遇到，但是网络拉近了有同样爱好同样追求的人的距离。就比如我喜欢写作，文字便成为我和这些温暖的人之间情感传递的方式。"

"以后无论遇到什么事情，遭遇到任何打击，我都要及时将它们写下来，不要给自己太大的心理压力，同时也要多去帮助一下社群里的其他人。他们有的还很年轻，正对事业和未来无比迷茫；有的即将结婚，充满了对未来生活的期待和喜悦；有的陷于家庭的矛盾中苦恼不已；有的刚找到自己的目标正在奋力拼搏。每一个人都有每一个人的状态，或愉悦或低沉，但所有的情感，都需要有人来分享，这也是每个人生活下去的动力。"

"那么从今天起，我要把这群兴趣和理想都一致的朋友们当作我最好的伙伴。人生难得遇到有默契的至交好友，积极地帮助和陪伴他们，享受他们的温暖和陪伴。我相信，我一定会走出人生的低谷，生活一定会慢慢地好起来。他们也一定会越来越好。"

　　写完后，小玲打开微信群，里面已经回归了平静，大家应该都去睡了，她把最后这部分文章发到了群里，同时附上一句话：

　　愿以后我的文字，不只是吐槽，也可以疗愈你们。

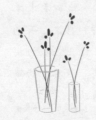

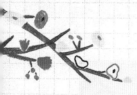

划重点

一滴水在大海里才不会干涸

小玲是一个单亲妈妈，她习惯用自己的坚强应对现实中的困难，直到她发现自己越来越累，几乎耗尽了最后一丝力气。

小玲需要疗愈，除了自己微弱的力量，她还可以通过文字融入社群。一滴水只有在大海里才不会干涸，一个人也只有在集体里才能获得更多温暖。小玲找到了一群志同道合的朋友，以文会友，以文字陪伴，她又再次感受到了温暖的力量。

其实这并没有什么大不了

所谓当局者迷旁观者清，你身边有没有深陷困扰的朋友？如果让你写一篇文章劝劝她，你会怎么写？请以"其实这并没有什么大不了"为主题写一篇文章。要列出朋友遇到的问题，设身处地地帮他分析，最终给出答案。通过这样的换位思考，也许下次你就更了解如何寻求别人的帮助了。

写作创可贴

1. 将所受到的压力全部写下来。

2. 用文字梳理思路，寻求解决的办法。

3. 反思自己有哪些不足的地方，寻求改变。

4. 不断地用文字与他人进行交流，获得安慰和陪伴，缓解压力，疗愈自己。

疗愈
加油站

开始写吧，文字有神奇的疗愈力量

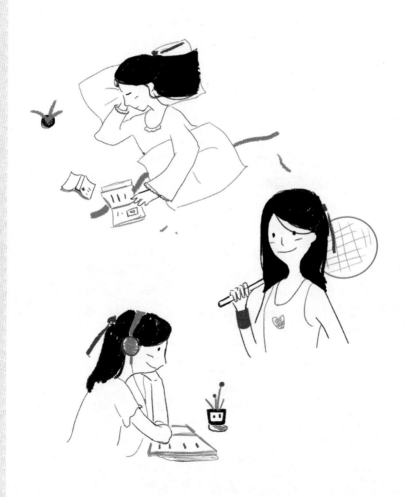

心理学小课堂 ✎

一、关于负面情绪及其影响

人的一生总会遇到这样或那样的问题，遇到疑问和困惑，有不甘和压力，这些都会转化为各类情绪。人的情绪会随着事件的变化而更加复杂。

在心理学中，情绪被分为正面情绪和负面情绪。负面情绪则包括紧张、愤怒、沮丧、悲伤、痛苦等情绪。之所以称之为负面情绪，是因为此类情绪体验是不积极的，身体也会有不适感，甚至影响工作和生活的顺利进行。

负面情绪需要及时地排解出来，而很多时候，因为各种各样的原因和阻碍，很多人会把负面情绪郁结在心里而无法排解，又或者说不知道如何去排解，没有合适的办法，又不愿意寻求科学的心理辅助，久而久之心理就会出问题，甚至形成某种疾病。

二、如何直面自我，达到缓解情绪的目的

本章的4个故事，分别从自我释放、自我激励、自我面对和寻求外界力量4个方面解答了如何运用写作修复情绪，如何通过直面问题改变自我。

1. 怎样直面困难

当人们面临困难时，很多复杂的情绪会在内心纠结，而人的情绪是一种心理反应。心理又和生理密不可分，所以如果不能够及时排解这些情绪，让它们淤积在心里，最后的结果只会越来越糟糕，直到影响身体健康。

把感受写下来的过程其实就是倾诉的过程，但写作倾诉与向他人倾诉不同的是，写作会让人在和自己对话的过程中整理清楚思路。它能够摒弃人面对其他人时条件反射式的自我保护，会毫无保留，也更有助于挖掘出深层次的想法。写作的过程中，写作者本人也会由激动变得冷静，从而发现困境背后的本质原因。

2. 怎样直面失败

一个目标的实现，受到目标选择、目标驱动力、目标分配等因素的影响。当一个人目标模糊、驱动力不足，再加上时间分配不当时，就会降低对目标的执行力，从而影响目标的完成度。这是人们经常性失败的最普遍的原因。

写作，不仅是一个挖掘内在原因的过程，也是让一个人体验上述3个因素的过程。完成写作的本身也能带来成就感。完成一篇文章能带给人很大的信心，这种信心激励人对自我和目标进行修正，并最终改变当前问题。

3. 怎样直面挫折

心理上所说的挫折，是指人们的预定目标受到阻碍而不能克服时所产生的一种紧张心理和情绪反应。它是一种消极的心理状态。

严重的挫折，例如重大事故、家庭动荡、疾病都会造成强烈的情绪反应，引起紧张、消沉、焦虑、悲观、绝望等情绪。

而应对挫折，一般来说有3个步骤：一是正视挫折；二是增强忍耐力；三是灵活应对。写作的过程，是通过文字逐步引导个体正视挫折的过程。只有正视挫折，才能有后续的忍耐和应对，最终缓解负面情绪，直面人生。

4. 怎样直面人际关系缺失

人是群居动物，人际关系对于个体来说是非常重要且不可缺失的。当个体长时间脱离群体时，会不断累积压力和孤独情绪，最终可能会出现严重的心理问题，并罹患某些精神疾病。

现实生活里，没有谁能保证自己一直被关注。有的时候，当我们遇到一些问题，我们会选择逃离人群、逃离社会，但同时，我们又希望有人能主动关注自己，劝慰自己。这种情况往往是矛盾的，当期待落空，人就容易更加失落，也更加消极避世。

　　这个时候，文字就是一个很好的人际关系载体，这种以文字为媒介的交流可以转化为一种温暖的陪伴，从而摆脱人际关系缺失的危害。

接龙写作

　　最近突然遇到很多烦心事，千头万绪，终于在今天早上，因为一件小事引起大爆发（请在后面接着写下去）＿＿

＿＿＿＿＿＿＿＿＿＿＿＿＿＿＿＿＿＿＿＿＿＿＿＿

＿＿＿＿＿＿＿＿＿＿＿＿＿＿＿＿＿＿＿＿＿＿＿＿

＿＿＿＿＿＿＿＿＿＿＿＿＿＿＿＿＿＿＿＿＿＿＿＿

 写作提示

1. 可以用第一人称（我）来写，便于直抒胸臆。
2. 你可以选择发给别人看，或者只留给自己看。
3. 只有真实面对，才能解决问题，所以一定不要隐藏。

第 3 章

不是所有的写作都叫写作疗愈。只有那些能让你安静下来的写作、能真诚跟自己对话的写作、能帮助自己解决问题的写作、能挖掘内心最深层想法的写作才有疗愈的效果。掌握了这4种写作模式，你就掌握了疗愈写作的方法。

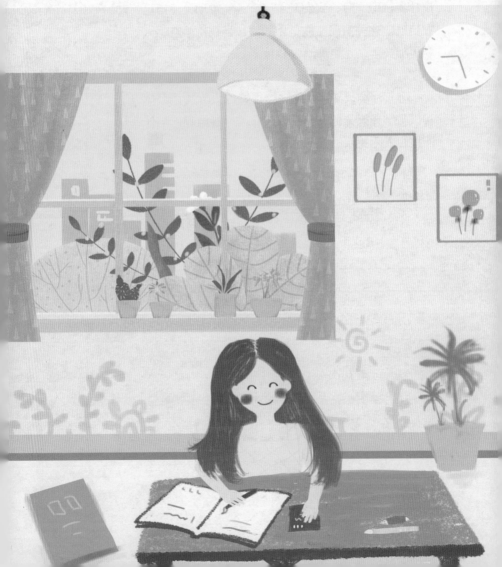

第 3 章

写作疗愈的
方法

写作是一种行为，也是一种疗愈方法。很多人热爱写作，是因为写作可以表达自己的所想所感，但这只是写作最初级的效用。掌握并灵活运用一些写作疗愈的方法，不仅可以更快地解决问题，还可以让自己身心得到疗愈。

第一节　用"我"的视角观察问题

一、真的很累的小巩

辞职创业以来，小巩渐渐觉得力不从心，每天疲惫不堪，甚至退堂鼓都打了好几次。

"早知如此，当初老老实实上班就好了？"

小巩一边思索，一边打开笔记本，开始写东西。

"我觉得自己就像一个双面演员，一面是勤俭持家的家庭妇女，另一面是追求事业的女强人，真的很累。当初辞职创业时的意气风发，早就消失不见了。"

　　小巩辞职并不是一时冲动，她早就想开一家属于自己的蛋糕店，而恰好那个时候有一个位置极佳的铺位出让。她工作虽然清闲但不尽如人意，于是干脆递交了辞呈，全心全意做起了蛋糕店生意。

　　但小巩的家人并不支持，倒不是怕她干不来，而是当时小巩的两个孩子年纪都小，老公工作忙，家里很多事情都需要她来照顾。如果她去创业了，必然会顾此失彼。小巩一再保证等店铺正常运行之后，就聘用店长来管理，自己会把精力更多地放在家庭上，这才勉强得到了家人的同意。

　　"谁知道创业并不是一腔热血就能达成目标的，刚开业几个月，名气还没有打出去，现在每个月勉强收支相抵，雇了一个蛋糕师傅和一个店员，已经没有多余资金去雇店长了。很多事情都需要我亲力亲为，我和店员轮流坐班，比之前的工作还要不灵活。但这件事已经做起来了，我必须要顶住所有的压力，全力以赴走下去。"

　　"可一回到家里，再多的疲惫都要藏起来。自从创业后，孩子就完全交给保姆照看，几个月了，我越来越忙，更别说抽身顾家了。我是有些愧疚的，所以想尽心去弥补孩子们，但凡有一点时间，我都会用来陪伴孩子。前阵子两个孩子一起生病，家里的长辈因为不同意我辞职创业，都不愿意过来帮我，我忙得焦头烂额，店里的收支平衡也变成了亏损。"

"一边是事业，一边是家庭，它们就像两只大手同时在我的两侧奋力拉扯，我来回切换，到最后，连自己都不认识自己了！"

小巩写字的手越来越重，最后一个感叹号直接划破了本子。一股火气涌上来，她再也控制不住，把笔远远地甩了出去。

二、"我"的感受，是最真实的感受

我这是怎么了？小巩问自己。本来是想让生活变得更美好，怎么现在就走向了另一个方向？我除了疲惫，还有什么样的感受？

冷静下来的小巩拾起地上的笔，接着写日记。

"我有什么样的感受？我最大的感受就是累。每天疲于在家庭和店铺之间奔波，分身乏术。好想放弃，放弃家庭是不可能的，那就只能放弃事业。可事业是我一直以来的梦想，这才开始几个月就放弃，真的很不甘心。不放弃，我又觉得自己在孤军奋战，哪一边都没有人支持我帮助我，没有人并肩作战。所有的一切都是自己硬着头皮上，而且没有退路。"

"'孤军奋战'，想到这个，我就充满了伤心和愤怒。家庭不是我一个人的家庭，为什么都要我来承担。事业上的事我也

需要能有人替我分忧，做我的后盾，可是没有人理解。家人们都不理解我，等着我失败，等着我退回家庭，老老实实做一个家庭主妇。家庭上也没有人帮衬我，老公经常出差，回家也常常是半夜，一点都无法指望。"

"其他感受呢？对了，我还很迷茫。其实我现在真的有些动摇了，是不是我当初这个决定是错误的？老公说可以做，只是现在不是时机，让我晚几年再考虑。现在事实证明，时机真的不太好。我不知道后面的路应该怎么走，目前只是撑一天算一天。完全失去了动力和方向。"

"其实还有深深的焦虑。为了这家店，我投入了这几年的所有积蓄，一旦失败退场，资金就全部打了水漂。这样的危机感压得我一刻都不敢放松。家里长辈因为我对孩子疏于照顾，对我已颇有微词。在他们面前，我底气全无。这几个月是我有史以来最焦虑的一段时间。"

小巩一点一点梳理着"我"的感受。虽然劳累、生气、迷茫、焦虑都在，但她发现，当这几点写出来以后，心情似乎没有那么沉重了。

三、"我"的问题，就是现在面临的所有问题

"我的这些感受里面，到底存在什么问题呢？"

小巩将笔记本翻了一页，晃了晃手腕，继续找寻深处的答案。

"累，是因为需要做的事情太多，而精力有限。无论是店铺这边还是孩子那边，都需要我付出很多时间来，但哪一边我都脱不开身。其实想一想，当时盘下店铺是有些冲动，对于蛋糕店如何运营，如何管理，资金如何投入等，我一概都不了解，只是凭着一腔热情去做了，并没有做充分的准备。老公的劝阻也并不是没有道理。如果我能将准备工作做充足，可能蛋糕店步入正轨的时间就会大大缩短，我也不会这么吃力。"

"家人的不支持让我感到失望和难过。固然他们采取的方式是不对的，但这里面有没有我的因素呢？似乎我自己的问题也并不少。因为太过想证明自己，我什么事都自己去扛，遇到困难也不敢、不愿和家里人说，怕他们否定我，笑话我。我很少去和他们沟通，很多决定都没有和他们商议。老公说我总是一意孤行，我认为没有人理解我，现在想想看，没有合理的沟通，哪有贴心的理解？"

"那我到底应不应该放弃事业呢？虽然我问了这个问题，但是我心里是有一个明确的答案的，那就是坚持下去。放弃，不仅损失的是钱，还有自己一生的理想。如果这次失败了，或许以后我再也没有这样的机会了。我只能继续安安稳稳地找一份清闲工作，或者做一个家庭主妇。"

"至于焦虑，只要解决了前面的所有问题，自会迎刃而解。当事情向好的方向发展，那时只有喜悦，就不会有焦虑了。"

小巩的字迹渐渐飞舞起来。她很久没有这么如释重负了。虽然写久了颈椎有些疼痛，但小巩还是决定不休息，一口气写完这篇文章。

"知道了问题所在，下一步我要怎么做呢？"小巩在新的一页写下这样一行字。

"针对自己准备不充分的问题，我需要多方学习店铺经营知识。一方面，我可以向身边的人请教，虚心学习他人运营店铺的经验；另一方面，我还可以在网上购买学习课程，通过学习来弥补欠缺的知识。对了，我的发小杨洋正在做类似的生意，离得不远，虽然不是蛋糕店，但这些都是相通的。我先和他联系一下，看能不能实地去学习。"

"今天晚上，要和老公认真沟通一下所有的问题。把我的处境、想法和困扰都和他进行沟通。希望我们的关系能缓和下来，希望我能逐步得到他的支持，进而得到家里长辈的支持。"

"还有，要给自己设定一个期限。最长不超过3个月，如果蛋糕店的局面还不能扭转，就将重心重新回归到家庭中来。如果形势逐渐好转，等步入正轨后聘请能干的店长，自己从中抽身。这段时间争取做通长辈的工作，让他们能够暂时代替我照顾孩子们。"

"当然，还有一点必不可少的，就是改变心态。我要将悲观的念头丢掉。"

小巩握着笔的手暗暗用力捏了一下，她接着写道。

"通过今天的日记，我发现了很多隐藏起来的问题，如果不是这样去理顺思路，我还找不到解决的办法。"

"人没办法在两个地方同时付诸全部的精力，而我面临的这些问题，并不是因为我能力不足，而是没做好充分准备、没调整好自己的心态，以及没获取到最大程度的支持造成的。但我相信，后面的时间只要我认真地去改变现状，未来一定会好起来。"

合上笔记本，小巩紧锁的眉头终于舒展开来。她想了一下，迅速拿起手机拨通了朋友的电话，那边很快就接通了。小巩诚恳地对着电话说："杨洋，我来拜师了……"

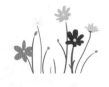

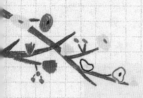

划重点

写作疗愈方法1——
学会用"我"开头

- -

　　为什么小巩会感觉到很累？因为之前她把所有的注意力都放在"事情"上面。她发现事情很难，她发现自己无能为力，她发现所有人都反对她，这些问题和压力都落在她的身上，所以她很累。

　　在忙乱中她忽略了自我——"我"面对的问题到底是什么？"我"的感受是什么？"我"自己的目标和想法又是什么？当她开始把注意力重新拉回到"自我"上面，就找到了解决问题的办法。

　　很多所谓的困难，都是我们自觉地把它们当成了假想敌，当你真正想清楚外界这些东西对你的意义，你就会有所取舍，也会做出更理性的决策。

　　只需要用"我"开头，也就是使用第一人称，用写作回归自我，就能发挥写作疗愈最大的作用。

写出你所经历的喜怒哀乐

看起来日记中记的是"事",其实很多时候记的是心情。请以"我的喜怒哀乐"为主题,写一篇日记,记录最近你经历的喜怒哀乐的事情。写的过程中,再一次感知你经历这些事情时候的感受。

写作创可贴

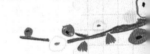

1. 用第一人称,写出最明显、最强烈的情感。

2. 写出其他负面感受,并分析是什么使"我"产生这样的感受。

3. 用"我"来分析"我"在整个事件中存在哪些不足之处。

4. 以观察者角度,为"我"设计解决方案。

第二节　用你的口气跟自己对话

一、骂自己的雪菲

"你真是个笨蛋!"

雪菲在文章开头写下了这一行字。

她前不久面临一个两难的选择，有两条方向不同的职业道路摆在她面前让她选择，她犹豫不决，最终都错过了。雪菲捶了下桌子，继续写。

"现在的工作是销售，你一直考虑换工作的，上个月投了一份简历，想转行做文案。事情进展很顺利，已经到了复试阶段，你很开心。可是没想到这个时候人事经理突然找你谈话，说要提拔你做部门经理，本来很坚决的跳槽心，一下变得犹豫不决。销售不是你最喜欢的工作，做了几年了，觉得很累，想转转行，但是提拔的机会很难得，销售经理的工资也会上升一个档次。可文案是你喜欢的工作，因为没有相关工作经验，能走到复试阶段很不容易。但是去做文案工作就得从最低级的岗位做起，工资也会比现在少，能发展到哪一步也是未知数……"

"你真的很纠结，那几天问遍了周围的所有人，可是每一个人最后的建议都是——看你自己的选择。"

"人事经理要你做好上岗准备，那边面试通知你准备好相关材料。你左右为难，茶不思饭不想，结果复试时你的状态一落千丈，最后与文案工作失之交臂。公司这边，人事经理看你犹犹豫豫的，郑重其事地找你谈了一次话，说需要再考察一段时间，延期上岗。"

"这样的结果不是你想要的啊！本来是两件好事，最后一事无成。你真的太没用了！"

写到这里，雪菲骂出了声："你真是太没用了！"两个这么好的机会，却一个都没把握住。雪菲陷入深深的自责中，心情跌落到谷底。未来变得很迷茫。

二、"你"到底是怎么回事

已经过了晚饭时间，可雪菲一点都不饿，她没有心情吃东西。她想知道自己明明抓了一手好牌，却怎么打得这么糟糕。于是继续在文章里写。

"你到底是怎么回事？"

她打下一个大大的问号。

"明明是两件好事，为什么会到这个地步了呢？是选择困难？还是处事能力差？"

"好像一直以来，你并没有选择困难的毛病，无论是购买物品还是做出决定，向来可以做到当机立断，那为什么这一次如此犹豫呢？"

是啊，为什么呢？这并不是自己的性格问题，那是什么原因呢？雪菲一边想一边写。

"你在销售岗位上工作了几年，随着年纪的增长，越来越吃不消。无论是谈业务还是加班，从精力和体力上都无法和年轻人去抗衡，特别是结婚后更需要照顾孩子和家庭。更换工作的念头已经萌生很久了，只是因为不知道选择什么方向而迟迟没有行动。"

"最近半年因为朋友的关系，你接触到一点文案的工作，由此产生了浓厚的兴趣，自学了一段时间，希望可以转行。投了几个月的简历，终于得到了反馈并且顺利通过了初试。虽然不知道文案工作能否胜任，但这一刻你特别受鼓舞。"

"可是没想到关键的时候人事经理要提拔你。虽然销售工作你并不喜欢做，但是做到经理级别，工资会涨很多……"

写到工资，雪菲产生了很强烈的倾诉欲，自从家里多了一个孩子，家庭支出日渐增多，时常入不敷出。她决定先把肚子里的话写出来。

"孩子的各项支出占了家庭支出的一大部分，几乎每个月都没有结余。如果去做销售经理，工资会翻一倍，还会有相应的绩效奖金，这样能大大缓解家庭的资金困境。如果去做文案工作，要从职场新人做起，这几年的工作经验等于都丢掉了，而且工资很可能会有几年的低谷期，这对家庭可以算是一定的拖累。"

"所以其实你犹豫的地方主要是考虑到收入的问题。"写下这样一句总结，雪菲像是打通了一堵墙，她一下子明白了，之所以犹豫，其实是被收入牵绊住了手脚。

三、"你"对这个问题怎么看

"兴趣和收入的矛盾，就像是理想和现实的矛盾，这才是问题的根本所在。"

雪菲接着上面的结论写。虽然明白了问题出在哪，但是雪菲又有了新的困惑：当理想和现实发生冲突，应该选择哪一边呢？

"选择理想，就要降低生活质量，且未来也并不明朗，你能否在理想的道路上达到目标，这是很难预测的一件事；选择收入，是目前很稳妥的一个选择，按照这条路走下去，不会有太大的风险，家庭会更加稳固，但却会违背你内心的追求。这真的是一个大矛盾啊！"

"你必须拿个主意。"

雪菲写下利弊分析后，再一次逼问自己。

"怎么办？先不要理会现实问题，就问你的内心，你怎么看？"她接着写，"在你的内心里，你应该是偏向于理想的，因为当收到文案工作的拒绝通知后，你沮丧了好几天，连人事经理提醒你赶快做上岗准备的事都心不在焉了。而错失销售经理，虽然遗憾，但你却没有太大的失落感。由此可见，你对自己的兴趣和理想更加看重。"

"既然是这样，那就不应该再纠结收入问题。如果家庭真的因此产生资金困难，那么你从现在起就应当做好转行的充分准备，争取到家人的支持。转行后，就拼尽全力去努力做好文案工作，争取以最快的速度成为熟手，积累经验，为自己升职加薪打下扎实基础，而不是还未开始就信心不足。"

"所以你现在就不要再犹豫了，而是立刻做好下一步计划，稳扎稳打地朝着梦想前进。"

雪菲愁了几天的面容终于舒展开来，她捏了捏自己僵硬的脸庞，露出一个久违的微笑。

心情舒畅了的雪菲，思路也变得无比清晰。当做出最终的选择，后面的安排就变得顺理成章了。雪菲在文章里继续跟自己对话。

"你下一步要怎么办？"

"当这个决定一做下，一切似乎都变得容易了。未来好像也没有那么模糊不清，你甚至觉得，面对这个从来没从事过的工作信心十足。"

"那么下一步，首先就要争取到家人的支持，并做好资金的保障。在离职前的这段时间，争取多做业绩，多拿绩效奖金，增加整体收入，同时规划支出，有计划地攒点钱。"

"其次，进一步加强文案方面的知识积累，多和有经验的人学习，并从兼职开始锻炼自己的实战能力。充分利用工作之余为自己增加转行的筹码。"

"再次，对现有工作负责。做好充分的准备后，提前和现公司进行汇报，并递交辞职申请，为公司留出调配人手的时间。同时这也是断掉后路，让自己更加地勇往直前。"

"最后，一旦选择并成功从事了文案的工作，就不要再有所顾虑，更无需后悔。大胆地去学习，去拼搏，相信未来你一定会在这条路上越走越远……"

随着打下一串省略号，雪菲的思绪仿佛也跟着文章中所描绘的前景越飘越远。关上电脑，雪菲起身为自己做了一顿丰盛的晚餐，她最想感谢的，是自己和自己的这场对话。这场对话不仅让她从情绪的谷底中爬出来，还让她前行的路变得清晰。

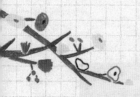

划重点

写作疗愈方法2——
学会把自己当成旁观者

明明一手好牌，被自己打得稀烂，雪菲也不知道问题到底出在哪，她只能一遍遍地问自己："你到底怎么了？"

用"你"来开头的文章也叫第二人称写作，它天然带有一种盘问和探寻的意味。而且这是一种旁观者的视角，雪菲可以很客观地帮助自己分析，这些纠结的背后，到底是什么在作祟。

你为什么对销售工作提不起热情？你为什么对文案的工作心怀希望？当雪菲开始用"你"字开头的句式问自己，她就自动进入了疗愈写作的模式——她听到了自己内心的声音，进一步明确了自己的目标，也制定了具体的计划。当一切清晰地摆在眼前，梦想就不再是遥不可及的期待，而变成可以一步步落实的"小目标"。

最近你过得怎么样

　　大多数时候，我们思考问题和写作都是用第一人称视角，想的和说的都是"我如何如何"，其实如果换个角度，换成"你如何如何"，可能你看问题的方式就会不一样。请以"最近你过得怎么样"为题写一篇文章，跟自己谈谈心，把心里话写出来。

写作创可贴

1. 用第二人称，直面指出"你"到底面临什么样的困境。
2. 帮助"你"分析困境产生的原因。
3. 和"你"一起直面缺点，帮助"你"做出选择。
4. 为"你"的下一步做出设计和安排。

第3章 写作疗愈的方法

一、钻牛角尖的如梦

如梦被巨大的失望包围，因为她发现，当初自己那么痴迷的男人，结婚后竟然完全变了个样子。她没有心思工作，干脆在文章中把老公的缺点一一列出来，她倒要看看，这个男人还能不能要。

"婚前，我们下班以后吃饭、约会，回到家中也不忘聊天，每晚都要聊到深夜，还舍不得睡去。婚后下了班回到家，他就只知道横卧在沙发上喊累，晚上聊天也越来越少，更多的时候是各自捧着手机，要么就是早早睡觉。"

"婚前没有发现他有多缺乏耐性，现在才发现，很多事情都不能指望他。有一次我和他提议周末去周边自驾游，提前做规划的时候，我本来打算和他一起商量，可是方案还没列出几条来，他就借口太忙随意好了，丢给我让我自己决定。这点耐性都没有，其他事情更不用想了。"

"对了，结婚前跟我说，他能做一手好饭，可是结婚后才发现，他只会简单的蛋炒饭，其他从来没做过。"

"婚前温柔体贴，婚后大大咧咧，原来我有点不舒服就很会嘘寒问暖，现在只会让我吃药喝水。发短信给他，有时候回都不回我。打电话给他，更会招来埋怨。"

"现在我们一整天都说不了几句话了，他越来越不爱理我，总是怪我无理取闹，还反过来说我怎么变成这样了。我感觉我们的婚姻关系已经降至了冰点，或许只差压垮我们的最后一根稻草了。"

如梦越写越觉得悲哀。自己找的人，怎么会是这个样子？自己的婚姻，怎么到了这样的地步？难道真的无药可救了吗？如梦虽然心有不甘，但是此刻的她，被一种绝望包围着。

二、环环相扣的自我提问

"我去和闺蜜倾诉，问了她很多问题，但她只回了我一句话，她说我在钻牛角尖，她说像恋爱一样的婚姻是不存在的。"

如梦抽泣了一下，接着在文中写：

"但事情总要有解决的办法。既然没有人能回答我，那不如我自己来回答自己好了。"

如梦决心依靠自己的力量，为现实寻求一个突破口。

"都有哪些问题需要找到答案呢？"

这是如梦写下的第一个问题。她略思考了一下，就把能想到的都写了下来。

- 老公的转变，原因在哪里？
- 我不能接受的究竟是什么？
- 婚姻到底应该是什么样子的？
- 造成我现在不开心的到底是什么？
- 这段婚姻，还有没有往理想方向转变的可能？

如梦一口气列出5个问题，这些都是她认为必须要找到答案的，但是如梦对着这5个问题，依然有些迷茫，她仔细看着每一个问题，逐一细化分解，并继续在文章中深入提问。

- 老公婚前婚后表现不一致，是主观因素还是客观因素？他的本质不会改变，那么造成他前后这么大的转变，是他自己的问题，还是因为我？
- 我不能接受他对我热情骤减，这不是我想象的婚姻的样子，那我内心中期待的婚姻是什么样子？
- 婚姻和恋爱，到底区别在哪里？需要双方在相处时注意哪些问题？
- 我现在的负面情绪，到底是因为老公，还是因为突然的落差带来的失落感？
- 我们两个人，谁需要改变？我应当如何去和他沟通？
- 写了这么多，我并不是想结束婚姻，我相信我们的关系还可以变好，那怎么才能变好？从谁做起？

随着问题越问越细，如梦思路渐渐清晰起来。当写到"我并不是想结束婚姻"时，虽然还没全部找到答案，但她知道问题的症结在哪了。虽然她很失望、很不满，但她更希望的是改变现状，让目前不完美的夫妻关系可以得到改善。

三、势如破竹的疗愈问题清单

如梦将这样一个期望融入到了后面的文章中。她接着写：

"我想让我们的关系变好，那我需要做些什么呢？"

她继续列问题清单，这次的清单要更接近核心。

- 了解自己和老公对于婚姻的期望，共同点是什么？不同点是什么？
- 他对我们的现状有什么样的想法？
- 我在婚姻角色中，有没有过错？存在哪些问题？
- 下一步，我如何才能做到和老公有效地沟通？
- 未来的我们，应该怎么做，怎么维护婚姻关系？

5个问题写下来后，如梦深深地舒了一口气，内心也更加笃定。其实自己一直钻牛角尖纠结老公的转变，根本就不是问题所在，问题的根源出在两个人都没有好好审视婚姻关系，没有达成一致的意见去共同呵护彼此的关系，也缺乏有效的沟通。

如梦在这一段写了一句总结。

"原来我连他有些什么想法都不清楚，我不知道他是怎么看待我们的关系，怎么看待现在的生活状态，对我有没有意见和不满。我对他都这么不了解，我还有什么资格去埋怨他变得一无是处呢。"

写完后，她感觉整个人的压力减轻了一多半，之前困扰自己茶饭不思的问题，也已经不再是问题了。

"那么既然要行动起来，就要从自己开始，主动地迈出第一步。"

写了这么多问题，如梦知道，现在到了开始作答的时候了。她在文章的最后一部分，写下了对自己的建议。

"问题其实并不难解决，但一定要主动迈出第一步。首先仔细寻找在相处中，自己做得不对或不好的。

① 我似乎太过纠缠对方，希望能够像恋爱的时候那样时时刻刻在一起，但结婚后应该给彼此一个独立的空间。而我经常欠缺考虑地给他打电话或发短信，并没有顾及他忙不忙。

② 欠缺沟通不是他一个人的错，我也经常沉迷于手机中不愿意和他聊天增强感情。

③ 我太过依赖对方。婚前他照顾我太周到，导致我很多事情都希望他能帮我做主、可以替我分担，我应该加强自己的独立性，也应该对他多加照顾。"

"认识到自己的错误后去和他沟通，一定要改变语气不好的毛病，心平气和地本着解决问题的态度去谈。在沟通中，切勿互相指责。

① 先去和他承认自己的错误，诚恳地向他道歉。

② 表明自己想改变现状的立场，希望我们的关系得到恢复，并真诚地询问他的意见。如果他也是这种想法，那就进行第三步。

③ 在他不忙的时候，约他去一个环境较好的地方，让我们两个人在久违的温馨中，修补之前的裂痕，改善关系。"

写到这，如梦对这场约会都有些迫不及待了。她又从头到尾看了一遍这些问题，内心对未来又多了一些美好的期盼。她看了下表，刚好快到下班时间了，择日不如撞日，干脆就今天好了。她拿起手机找到老公的号码，刚要拨出电话，忽然想到了什么。她打开短信界面，给老公发了条信息："你现在忙吗？如果不忙，我想约你晚上一起吃饭；如果忙，不着急回我，不要紧，我会等你。"

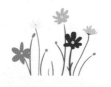

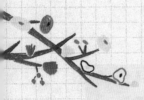

划重点

写作疗愈方法3——
自问自答，自我疗愈

如梦的失落是因为她钻了"牛角尖"，她认定自己的老公变了，尤其是通过婚前婚后的对比，她更加确信自己的判断是对的。

但如果把这个问题分得细一些，到底他哪些地方变了？为什么变了？"我"的期待是什么样的？到底"我们"应该保持什么样的状态？如梦这样问自己的时候，她突然发现，事情并不是她想象的那样的。

这种自问自答的写作方法是写作疗愈的一种，它能让人快速找到问题的答案，而且自问自答最容易触及问题的核心。通过这种方法，如梦最终找到了问题的答案，也实现了跟丈夫的和解。当然，她首先做到了跟自己"和解"。

写作疗愈
用写作赶走焦虑、拖延、坏情绪

制作一份"我的问题清单"

生活中，我们每个人都会面对很多问题，这些问题就像一座座冰山，有一些处在水面之上，是我们能看得见并且必须马上解决的，如大学学什么专业，要不要参加英语等级考试等；还有一些是处在水面之下，暂时不需要我们解决，但这些问题会影响我们的判断，如我到底期待什么样的婚姻，我喜欢什么样的人，我选择什么样的职业等。请制作一份"我的问题清单"，自己提问自己回答，试着找出"水面"以下的问题，并做出解答。

写作创可贴

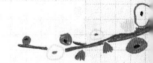

1. 注意情绪带来的变化，并将负面情绪转化为可表述的细节，写成文字。

2. 将表面上最想知道的问题逐一列出来。

3. 在每一个问题的基础上进行细化分解，在问题里继续挖掘问题，让问题更加精细。

4. 根据核心问题，找到解决问题的方法，并列出条目。

5. 按照文章所列内容，依次执行。

一、噩梦缠身的娟子

"不要！"随着一声惊呼，娟子猛地从床上坐起来！她大口地喘着气，逐渐清醒。房间里一片黑暗，娟子扭开床边的台灯，柔和的灯光让她从噩梦中回到了现实。

梦里发生的事情无比真实，一个同样的梦境经常在她疲惫或者劳累的时候跳出来，尤其是最近妈妈的突然出现，更是把她的生活弄得一团糟。她洗了把脸，来到桌前，打开电脑，开始写文章，她要把内心的恐惧都写出来，只有这样才有安全感。

"我又梦到她了，梦到了她狠心离去的背影，梦见自己孤零零地一个人站在空旷的院子中间，那可怕的孤独和恐惧围绕着我，我怎么都逃不出来。"

"我在一个充满暴力的家庭中长大。"

娟子眼眶湿了起来，她用纸巾擦了擦眼泪，接着写。

"爸爸很爱喝酒，不喝酒的时候对我和妈妈还不错，喝了酒以后仿佛变了一个人，他会把他的委屈、不甘、愤怒都发泄在我和妈妈的身上。后来，爸爸去世了，我和妈妈相依为命。虽然没有爸爸了，但那段日子却是我最快乐的一段时光。可是没多久，妈妈就狠心离开了我，把我丢到老家，她从此就消失了。我成了一个孤儿。"

写到这，回忆让娟子再一次痛苦不堪，她仿佛又重新回到了那一天，她看着妈妈远走的背影，撕心裂肺地哭喊，可是妈妈却没有回头。

"可是上周，突然有个女人出现在我面前，告诉我她是我的妈妈，想跟我相认。这是多么可笑的一件事。小的时候，她把我丢弃，现在我不需要她了，她却回来了。她回来做什么？我不需要她，我没有妈妈！！！"

重重地打下几个感叹号后，娟子抱住头，大声地哭了起来。

二、解铃还须系铃人

"叮咚"，手机响起一声短信的提示音。这么晚会是谁？娟子打开手机，一大段文字映入眼帘。那个说是她妈妈的人跟她倾诉这些年对她的思念。娟子看完后默默地关了手机并丢到了一边。她缓了缓神，想理一理情绪。她继续在文字里寻找安慰。

"无论什么原因，我都无法原谅。这些年如果不是远房亲戚的收留，或许我早就不在人世了。她离开我的时候，根本就没有考虑过我，我为什么要原谅她？"

娟子的内心涌起一股恨意，她紧紧地咬着嘴唇。

"我能长成现在这样，有目前这种生活质量，一方面是我没有自暴自弃，另一方面是老天眷顾我，一路上遇到很多好心人的帮助。如果感恩，我需要感恩的是这些人。"

"可是她明明走了，为什么还要回来？我一直在告诉自己，我是一个没有妈妈的孩子，我不需要妈妈，我已经让自己接受了这个现实，可是她为什么还要回来？"

娟子在文章中不停地问自己。她知道，虽然她是恨妈妈的，但妈妈的出现已经搅乱了自己平静的生活。

"我应该怎么办？"

这么多年来，除了妈妈走的那一天，这是娟子第二次感到深深的无助。她的文字里充满了困惑：

"我要不要接受她？我真的不知道该怎么办。我没有和任何人说起这件事，我知道，别人也帮不了我，接受还是不接受，这些最终还是要靠我自己来决定的。"

娟子很久没这样哭过了，深夜，她按捺不住自己的情绪，泪水再次流了下来。

三、去童年回忆里找答案

哭过以后，娟子感觉舒服一些了，之前噩梦带来的恐惧感也渐渐消散。娟子打开抽屉，翻出小时候和妈妈的合影，她摩挲着照片上妈妈的脸庞，想弄明白一个问题：我为什么这么恨她？

"我恨她在我最需要她的时候狠心地离开我。我一直以为我们会永远在一起相依为命，我甚至都想到，等我长大以后，一定好好照顾她，让她幸福。可是这一切都没有开始就结束了。我以为妈妈的爱会让我幸福起来。可是她的离开让我到现在都还在疑惑，我到底有没有得到过妈妈的爱？她到底爱不爱我？"

"爱？"写到这个字，娟子发现，原来自己所谓的恨，并不是因为妈妈的离去，而是因为自己并不确定妈妈是否爱过自己。

娟子低头看了眼照片，接着寻找答案。

"她爱不爱我呢？小时候我非常害怕爸爸回家，特别是他拎着酒瓶子回家，往往那个时候，都有一场暴风雨等待着我们。妈妈会把我拉到身后，每一次爸爸发脾气打人的时候，妈妈都紧紧地护着我。在妈妈的保护下，我很少受到伤害，但是妈妈的身上经常伤痕累累。第二天，妈妈依然一如往常地给我做饭，送我上学。她会亲亲我，抱着我说'你是我最大的幸福'。我每一次过生日，她都会送给我心仪的礼物。过年的时候，她给我穿上新衣服带我去照相馆照相。后来爸爸去世了，我们的生活平静了下来。对了，我想起来了，妈妈那个时候似乎隔一段时间就跟我说：'孩子，无论发生什么事，你都要记得，妈妈永远爱你。'"

"今天晚上写下这么多，我才明白，我虽然怨恨她离我而去，但我更在乎的其实是：她是不是真的爱过我。我现在找到了答案，妈妈是爱我的。她的每一句话，每一个动作，都表明了她爱我。她当初离我而去，一定是有些迫不得已的原因。如果她这些年真的饱受思念的折磨，那么我可以原谅她。"

娟子感觉自己已经随着文字飞回到了妈妈的怀抱。梦里那种绝望的孤独感已经被温暖代替。童年里和妈妈的每一分每一秒都让她逐渐释怀。原来，答案都在回忆里。

"事情已经过了几十年了，妈妈也变成了一个老人家。过去的，就让它过去吧。"

娟子在回忆的后面写下这样一句话后，她打开了手机。

扑面而来的全是妈妈留的信息。有对她的回忆、有渴求、有忏悔。娟子想到那天看见妈妈，原本挺拔的身姿已经变得老态龙钟，姣好的面容也爬满了皱纹。娟子当时就一阵心酸，那么现在，就没什么可纠结的了。

"等写完这篇文章，我先给妈妈回一条短信，找一个时间约她见面，我们坐下来谈一谈。虽然我不再恨她了，但是我还是想知道，当初到底发生了什么事，为什么会抛下我。这是我的心结，我需要她给我打开。"

"无论妈妈给我一个怎样的答案，我都做好接受的心理准备，因为无论什么原因，都已经是时过境迁了，现在再纠结这个问题，没有丝毫意义。我还需要知道发生了什么事，为什么她现在突然来找我？"

"弄明白这两件事后，我可以把妈妈安置到我的家里来。如果她不愿意，我就给她租房子供她居住。后面的日子，我要和她多沟通，重新培养感情。有生之年还能享受到母女亲情，还有什么比这更难得、更幸福的事情呢？"

在这些文字里，娟子感觉自己变成了一个孩子，她重新找到了童年里那些仅存的温情，那些都来自妈妈给她的温暖和爱。过去，是仇恨遮住了自己的心。现在，娟子感到无比的轻松，原来原谅一个人比仇恨一个人更让人愉快和幸福。

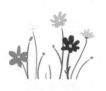

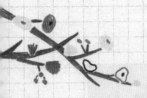

划重点

写作疗愈方法4——
跟过去和解

童年成长的经历在娟子身上留下阴影，虽然她长大了，但这个阴影一直挥之不去，母亲的再次出现，又勾起了她痛苦的回忆。

解铃还须系铃人，娟子必须借助文字再次回到童年，她要真正理解当时的处境，去宽恕伤害过她的人。爱是唯一的救赎，只有宽恕了别人，她才能给自己松绑，才能彻底从童年的阴影里走出来。

疗愈内心的"小孩"是写作疗愈深层次的方法，也是彻底解决内在问题的好方法。回到童年找答案，跟过去的自己和解，只有这样，才能一身轻松地面对现在的生活。

一篇以"母亲"为题的命题作文

如果要写一个除自己之外的人物，每个人都应该写写我们的母亲。母亲把我们带到这个世界，养育我们长大，母亲是对我们影响最大的人。你跟母亲有什么故事？提到"母亲"二字，你会有什么感受？请以"母亲"为题写一篇文章，写写这个对自己最重要的人。

写作创可贴

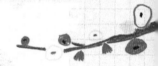

1. 用文字进行倾诉，写出当前处境及心情。
2. 找出急需解决的问题，理顺思路，靠自己寻找答案。
3. 追忆童年，写下童年让自己感到温暖的一点一滴。
4. 接受现实，认可自我，并列出要做的事情的计划。

疗愈
加油站
如何正确地给自己做心理咨询

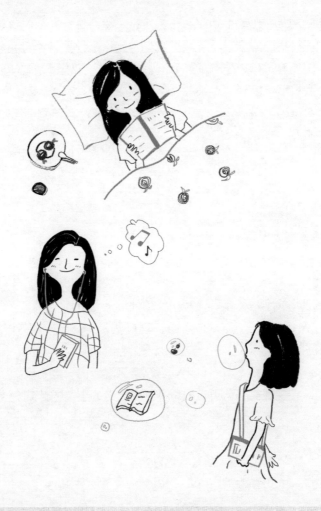

心理学小课堂 ✏

一、什么是心理咨询？心理咨询如何做

心理咨询是指运用心理学的方法，对来访者提供心理援助的过程。来访者就自身存在的心理不适的情况，通过语言或者文字，向咨询师进行倾诉、询问和探讨，在咨询师的帮助下，共同找出原因，分析症结，进而找到解决问题的办法，恢复心理平衡，增进身心健康。

心理机构的疏导过程，一般都分为3个步骤：首先，通过对方自我回答和客观资料收集全面了解信息；其次，和对方探讨问题，发掘问题根源；最后，采取行动解决问题。

实际上，任何一个心理疏导的过程（精神治疗除外），都不是由咨询师单纯地给予建议，本质上都是由咨询者引导来访者自我挖掘的过程，也是引导个体主动进行自我发现、自我救助的过程。最终问题的解决，也是靠来访者的自我心理调节和自我纠正实现的。在这个过程中，咨询师起到的是一个引导和疏通的作用。

二、怎样通过自我咨询，解决实际问题

咨询师的角色，是否可以由自己来扮演呢？当然是可以的。

本章的4个故事给大家展示了4种更加灵活的自我疏导方法，即第一人称写作、第二人称写作、自问自答写作、童年回忆写作。

　　这4种方法，都是让个体通过写作的方式，主动引导自己从自身的情境中跳脱出来，以一个客观的咨询师（或第三者）的角度，给出意见和建议。无论问题是出自外部、内部，甚至出在原生家庭、童年时代，都可以通过这种方法来剖析。

　　（1）用第一人称"我"来写作，最常见的就是写日记。通过日记来呈现自身的现状、问题，寻求解决办法，这是直面自我的一个最简单也是最直接的方式。

　　写日记可以让人跳出自我，从观察者的角度去分析事件和行为，并因此进入一种完全放松、自然的状态，更加真实地体验自己的内心情感，从而正确认识和评估自己，对自己进行肯定和鼓励，增加自信心，找到解决问题的办法。

　　（2）用第二人称"你"来写作，更像是和"别人"的一场对话。当局者迷，旁观者清，当以一种被求助的角度去倾听自己的想法时，则更有欲望和能力去帮助自己理顺思路，找到答案。实际上是完成了一次自己对自己的心理咨询。

用这种方式写作，可以最大程度地产生共情，辅助自身排解坏情绪，稳定心情，保持头脑清醒，最终达到解决困扰的目的。

（3）因为每个人内在的想法和缺点只有自己才是最了解的，所以自我对话、自我问答可以不断挖掘问题的本质。

通过写作，可以营造平和问答的环境，在自我问答的过程中，个体会逐步发现自己内心真实的期望和想法，并勇于面对自己的不足，同时融入内心的意愿、决心和恒心，从而找到解决问题的答案。

（4）一个人童年时期跟父母的关系，决定了他的人格。童年时一些情感的缺失，会对人的成长造成很深的影响。而因为幼年判断能力的不足，人很容易将幼时深刻的感触转化为长久的认知，并形成固有信念。通过文字回忆过去，找到自己当时并未发现的点滴，可以对现在缺失的情感起到弥补的作用，从而缓解焦虑，解决童年忧虑带来的长久困扰。

此外，根据所遇到的问题的不同，情境的不同，还有很多种自我咨询的方式，这需要自己尝试和有意识地引导，让写作变成自己对自己的一场咨询和救助。

　　这样的一种方法，不会受任何外界干扰，不存在资料因个体隐瞒或者客观因素不正确而导致不全面的情况，不存在咨询者和咨询师不匹配的现象，问题方和问题解决方两者之间会最大程度地共情，最终以积极的态度解决问题。

接龙写作

　　你有没有想过，为什么你不能控制自己的情绪，对最亲的人反而最凶呢？刚刚跟妈妈吵了一架，你难道不感到内疚吗？（请在后面续写下去）＿＿＿＿＿＿＿＿
＿＿＿＿＿＿＿＿＿＿＿＿＿＿＿＿＿＿＿＿＿＿＿
＿＿＿＿＿＿＿＿＿＿＿＿＿＿＿＿＿＿＿＿＿＿＿

写作提示

1. 文章中的"我""你"都是写作时的人称，都是指自己。
2. 以"你"的角度被质问的时候，要有被质疑的感觉，并想办法解释。
3. 不要担心说出心里话，因为越深挖越能发现问题。
4. 不要担心自问自答有什么奇怪，内心对话是一种非常棒的心理修复。

第 **4** 章

我们每天都会接触很多新事物，从而见识到这个世界的多元化和新鲜感。认识外面的世界固然重要，但别忘了，最应该认清的是自己。你是谁？你的目标是什么？你的社会关系如何？你真的了解自己吗？

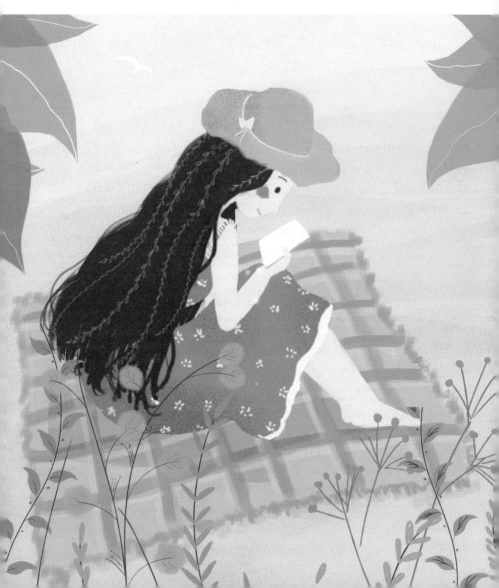

用写作疗愈
认清自己

是否有过这样的困惑：原来最不了解的那个人，是我们自己。我的性格是好是坏？我有什么特长？我最喜欢做的事情是什么？我所处的环境真的如我所见一样糟糕吗？我到底值不值得被爱？我眼中的我和他人眼中的我，到底有什么不一样？

第一节　为什么越长大越孤单

一、总是感到孤独的如新

即便身边躺着老公和孩子，如新还是觉得自己是形单影只的一个人。

她在黑暗中盯了很久的天花板，最终还是决定不睡了，于是她悄悄地从床上爬起来，蹑手蹑脚地来到客厅，窝进沙发，打开笔记本，她想用文字和自己说说话。

"或许没有人可以真正懂另一个人，即便你们每天都生活在一起，你们的想法却依然是南辕北辙。"

如新写下这几个字后，轻轻地叹了一口气。她透过窗帘的缝隙看向窗外，干枯的树枝在寒风中拼命摇摆，如新觉得有些冷，她起身拿了条毯子盖在腿上，又坐下来接着写。

"你快乐的时候，没有人懂你。前天我的花店销售业绩创了新高，我特别想第一时间把自己的兴奋和家人分享，可当我满心期待地拨通老公电话，听到的却只是草草几句应付我的话，即便他说了恭喜我，可我却无法感觉到他是真心为我高兴。"

"还有烦恼的时候，等来的也只是勉强的安抚。昨天孩子不停地吵闹，我一整晚都没有休息好，早上起来和老公诉苦，可他只是简单地建议我今天干脆不要去花店了。那怎么行呢？店员小李正好请假，我再不去，花店就只能歇业一天了。这算什么关心！"

"我生病了，发信息给他，他却只会说吃药喝水。外面的世界再冷，也冷不过这冷却的心，真的很失望。"

如新揉了揉眼睛，压住了要涌出的泪水，这时手机提示音响了起来，这么晚会是谁？打开微信，映入眼帘的是一张又一张的海边美景照片。原来是有同学在群里发照片，美景正中是同学和爱人甜蜜的合影。

这些照片更加刺痛了如新的眼睛，她正要关掉，这时照片下面又跳出来一行字："亲爱的同学们，国内现在应该是半夜吧？可我太想和你们分享了。这里太美了，在这里的每一秒，我和老公都觉得特别幸福，你们有机会也一定要来啊！"

如新想到很久都没有和老公出去旅行了，眼泪抑制不住地流了出来，她无力地把手机丢在一边。

二、渴望被关心是对自我的渴求

如新一直以来都觉得自己是孤独的。小的时候，父母不会与自己交心，而作为独生子女，也没有兄弟姐妹陪伴，好朋友随着时间的更迭也在不停地更换，她特别希望能够得到心灵契合的另一半，可是现在看来，这也是一种奢望。

如新想着这些，又重新捧起笔记本，写下自己的困惑。

"为什么会这样呢？是他们的问题，还是我自己的问题？"

她边写边寻找答案。

"是因为不自信吗？好像并没有，一直以来，我都对自己的工作能力和交际能力很有信心，但是我渴望的不是工作伙伴，也不是客套的交往，我希望能拥有一个看到眼神就能够懂我的人，或许是我的要求太高了。"

"是因为不够豁达吗？似乎也不是，我并不是斤斤计较的人，有很多事对我来说都无所谓，我曾经轻易地就原谅了一个对我恶意攻击的同事。但是对于身边人，他们却总是让我失望再失望。"

"多希望能有人在第一时间就明白我的喜怒哀乐！即便他们不能给我有效的建议，我也不在乎，只要有人能给我温暖的安抚和陪伴，这就是我简单的要求。"

"陪伴？"写下这两个字，如新有种找到关键因素的感觉，她一下抓住了这个稍纵即逝的念头，努力在脑海中搜索。她想：难道我只是渴望陪伴而已？她一下子来了精神，提起笔飞快地写下去。

"其实懂不懂我，好像真的不那么重要。比如我分享快乐，我只是希望对方可以跟我表现出一样的快乐。我吐槽抱怨，也只是希望对方能够跟我有一样的情绪，至于怎样采取措施解决问题、舒缓自己，我好像真的不在乎。"

"也就是说，我只是希望得到一定程度的关注而已，一旦对方给我的关注度不够，我就会产生负面情绪，认为自己是孤独的。而实际情况，对方可能真的是在认认真真地从理性的角度给我帮助。"

"我明白了，也许这一切都是我对自己的过度关心，我希望所有人都能够第一时间将注意力转移到我身上来。可是，我为什么会这样？"

写到这里，如新觉得心结打开了一些，但是她又产生了新的问题：我为什么有这样的性格？我到底是怎么样一个人？我是谁呢？

三、你真的了解自己吗

如新坐在沙发里，越发地清醒，她没有停笔，一边思考，一边把自己提出的问题一一写下来，她想逐一找到问题的答案。

"我是谁呢？我从来没想过这个问题。从小到大，我一直思考的都是我的家人、我的同学、我的朋友，他们是谁，他们是怎样的人，那我呢？"

"我的性格是什么样的呢？我沉稳、不喜张扬、偏内向。我的兴趣是读书，喜欢写些小随笔。"

如新继续一点一点地梳理自己。

"我认为自己是没有事业心的人，渴望过安逸随心一点的生活。可老公总说我太好强，喜欢把控一切。这个似乎是有一点，我希望家人们都按照我的想法去做一些事，如果他们没有按我的想法来，我就会觉得没有安全感。"

"我还习惯于察言观色。我一直以为这是优点，但现在想来，也有些问题，因为在和别人相处时，如果对方有一点情绪上的异样，我就会审视一下自己，看会不会是自己做错了什么而惹恼了对方。我是一个太过在意他人看法的人。"

为什么会有把控欲？为什么那么在意别人的看法？如新继续在文章中分析原因。

"大概是只有通过这种方式，我才能得到满足，通过赢得关注，受到认可，获得安心，从而增强自信心。那这么说，其实我的自信心并没有我想象的那么强大，就像上学的时候，在数学课上，因为解对了一道题被老师特意表扬过一次，以后我对这门课就特别有自信。如果我没得到老师的额外关注，那我的这一门成绩就不会特别突出。"

"而太过在意他人，太过把一切寄托于他人对自己的态度，往内里说，也是对自己不够自信造成的。只有通过别人的认可，才知道自己的价值所在，看来这就是我的症结所在了，这才是一个真实的我。"

如新深深地吸了一口气，她抬起头，沙发对面的电视显示屏里映射出自己憔悴的面孔。如新盯着屏幕上的自己看了很久很久。

"我要通过对自己的认可，加强自信心。"

天已经蒙蒙亮了，如新依然在努力地寻找着自己。

"第一，不再纠结他人对自己的反馈态度，理性看待，多和家人进行交流，及时表达自己的所思所想，确保沟通不被情绪所牵绊。"

"第二，向内看，多进行自我鼓励，加强和家人的协作，养成和家人共同商讨问题的习惯，并相信他们能和自己做得一样好。"

"第三，尽可能利用节假日、休息时间，和家人一起做一些快乐的事情，比如看电影、郊游、聚会等，增强家庭亲密度，并将日常感到幸福的事情及时记录下来，将老公给自己的每一次建议和关心也记录下来，定期翻看，培养乐观心态。"

"第四，珍惜每一次和老公沟通交流的机会，尽可能地去了解他的想法，熟知他的困惑、他的烦恼，感受他的快乐，帮助他找到一些问题的解决办法。先认识自己，再认识他，这样我们才能够实现真正的精神契合。"

凉风袭来，如新却一点都没有感觉到冷，反而觉得心里暖暖的。她透过写下来的这些文字，看到了之前那个有些歇斯底里的自己，也看到了现在这个心里充满感激的自己。她看着笔记本里的方块字，心里充满了希望。

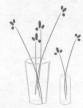

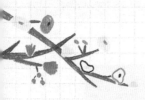

划重点

去认识那个最熟悉的陌生人

- -

如新觉得别人不理解自己，没人懂也没人关心自己。她感觉自己越长大越孤单，甚至成了孤苦伶仃的一个人，她认为这是她不开心的根本原因。

过于渴望被别人关注其实是不够自信的表现，如新也发现了这一点，于是她开始了治愈系写作之旅。她分析了自己的性格，她把自己和眼前的处境都放到文字这面镜子里去观察，她发现原来自己并不可怜，而且她完全可以通过做一些事去争取自己想要的关注和温暖。

原来，自己才是那个最熟悉的陌生人……

以"我"为主题，写一篇文章

我们写过各种人物的作文，比如《我的妈妈》《我的老师》《我的朋友》等，唯独很少写自己。其实，描述自己比描述别人更困难。自己是"最熟悉的陌生人"，看起来你很了解自己，但真的了解吗？请以"我"为主题，写一篇文章，好好说说自己。

写作创可贴

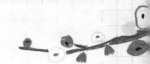

1. 选择一个安静的环境，避免他人打扰，尽可能让情绪舒缓，然后写出自己的困惑和渴求。

2. 寻找产生困惑的原因，从外部和内部两个方面去寻找。

3. 通过询问自己问题，如我是什么性格，我有什么生活习惯，我怎样与他人相处等挖掘自身内在困惑，并找到症结所在，了解真正的自己。

4. 形成正确的认知，通过分析自己的性格特征，逐一列举解决方案，以化解矛盾。

一、没有方向和目标的木木

毕业3年了，木木一直在一家十几个人的广告公司做前台。薪水3年里涨了500元，但依然摆脱不了公司工资最低的窘境。

虽然如此，木木却没有太多紧迫感。前台工作是轮岗制，每天只需上班6个小时，每当看到公司里一些设计师们忙进忙出，加班加点工作，木木就觉得自己这一点薪水也没什么不好，至少轻松。

因为公司小，管理也并不严格，上班期间木木有很多时间做一些其他事情，如写文章。木木会把遇到的烦恼通通写进文章里。

"今天妈妈要我努努力，找一份有技术含量的工作，可是我的专业很平庸，许多工作要求专业对口，或者有相关经验，什么都没有的我能做什么呢？再者现在这样也没什么不好，每月工资足够我支付房租和日常开销，轻轻松松的，不好吗？过一天算一天吧，不必想太多。"

木木最近总是被妈妈唠叨，妈妈让她换一份有价值的工作，可木木并不赞同，她觉得前台工作也代表了自己的一些个人能力。她摇摇头，接着往下写。

"前台工作也并不好做，需要有接待能力、应变能力、反应能力，还有一些琐碎的行政事务也需要我负责处理，想要做高级一点的工作，得慢慢来嘛。"

正写着，电话响了，木木拿起来一看，是房东，又要交房租了吗？木木疑惑地接通了电话，另一端传来客气却很强硬的声音："我说木木啊，下个月我不能不涨你房租了，比你一个月多1000块钱的都排着队抢着租，如果你给不了，那不好意思我只能租给别人啦。"

放下电话，木木有些恍惚，一个月多1000块钱的话，那自己生活费就所剩无几了。可是这个房子租住了3年，多少有些感情，离公司也近，如果不租了，要搬到哪里去呢？如果还想房租低一些，那是不是就要搬得远一点了？

木木揉了揉头，内心慌张起来，突然，"啪"的一声从上方传来，木木条件反射地抬起头，看到的是老总阴沉的脸："跟你说了多少次了，上班要专心一点，有推销员直接闯进了我的办公室，我要你在这里做什么！做不了的话，赶紧走人！"

二、茫然，是将错就错的根源

木木没有想到自己会失业，更没有想到房东要将她赶出门，木木觉得这一天是自己有生以来最惨的一天。

回到住处，木木环顾着住了3年的房间，不由得悲从心来，泪水止不住地往下掉。

房子还有十几天到期，现在迫切需要赶紧找到下一份工作，不然即便不换房子，她也租不起了。可登录招聘网站后，木木发现自己除了前台，竟然不知道还能做些什么。

"我应该怎么办？"

木木不知道该去问谁，茫然间，她不由自主地打开正在写的Word文档，重重地打下这一行字。

"我现在真的茫然了，未来的路应该怎么走？我应该听妈妈的，提早准备，提升个人能力，让自己拥有一些技能，这样遇到突发事件时，也就不至于落到这步田地。"

"可一无所长的我，现在需要马上找到新工作。一切都来不及了，我能做什么呢？实在不行的话，那就只能还是做前台，至少我有工作经验，不然，我还能怎么办？即便这份工作是错的，我也只能将错就错。"

"可是，这真的是我想要的生活吗？"

木木通过文字认真地问自己，同时专心思考了一阵，她接着用文字给了自己一个坚决的回答。

"不，我不能再重蹈覆辙了，这一次我应该破釜沉舟，逼自己一把，从头开始。"

她暗暗下决心：今天，一定把这条路找出来。那么现在，就要深入挖掘自己，看看自己到底擅长什么，有哪些突出的性格特征，有哪些可以和自己能力匹配的职位。

"其实我从来没有认真地了解自己、分析自己，一直以来找工作都是随心所欲，得过且过，从今天开始，我应该改变这种状态，这件事一刻都不能耽搁，我需要马上就做！"

木木感觉到有一股消失了很久的力量又重新回到了自己身上。

三、没有什么比写作更能看清自己

要想知道能做什么，就得先知道自己有什么。顺着这个思路，她在文章中开始问自己。

"我有什么优势？我擅长什么？"

木木边写边回忆。

"大学的时候我最喜欢的是篮球，因此加入了篮球协会，并且在一次全市大学生比赛中，我们团队取得了第一名的成绩，可是这跟我工作好像关系不大。除了篮球，我还擅长什么呢？"

"除了专业以外，我还用课余时间考取了会计证，那个时候是兴趣使然，但是证书下来后，一直尘封着，我是不是可以考虑尝试下会计的工作呢？"

"当然，我还喜欢写作，在学校担任过学生会宣传部长，但是也只是写一些零散的校报刊物，不知道以我的能力，能不能发挥一下写作的特长呢？"

木木在梳理中，发现了自己的一些兴趣和特长所在，她渐渐地有了方向。分析完爱好和特长，她开始分析自己的性格。

"其实我是属于内向沉稳型的性格，前台的工作好像并不太适合我，这份工作虽然门槛并不高，但是想做好并不容易，它需要拥有很好的应变能力和待人接物的能力，这些都不是我擅长的。我擅长的应该是需要耐心和细心的工作，比如会计的工作就很适合我，这和我的性格是匹配的。而且会计的工资要比前台工资高出很多，如果我能找到一份会计的工作，那我的房租就不用发愁了！"

目标已经明朗了，分析到这里，木木开心起来，她通过梳理，看清了自己，同时又帮助自己找到了新的奋斗方向，下一步就是朝着自己的目标努力了。

有了奋斗目标的木木，一刻也没有停，她马上登录招聘网站，查找会计的相关职位。

不过她又受了打击，很多岗位都要求工作经验，虽然木木有一纸证书，但是这3年来没有做过会计工作。但现在的木木并不茫然了，所以即便有些失落，她也没有丧失斗志，因为她知道自己应该向哪方面努力。最后她挑了几个比较心仪的工作投了简历，带着一份期待，她又打开文档继续写。

"虽然知道自己和其他人差了很多，即便这次不能顺利找到会计的工作，但是此刻我的心是安定的，我知道自己应该怎么去做。

如果这几份简历投递过后，没有收到任何回复，那么暂时放弃，可以先去找一份和之前工资不相上下的前台工作来维持生活，并和房东沟通，给自己延期3个月，3个月后会将补交房租。

利用这3个月的时间，抓紧补充会计的相关知识，如果可以，利用业余时间去找一份和会计相关的兼职工作。无论是否找到会计工作，都要利用一切时间考取更高级的会计资格证书，给自己增加竞争筹码。同时3个月内要省吃俭用，留足资金，以备不时之需。

3个月后，重新寻找会计方向的工作，眼光不要太高，可以从实习生或者见习岗做起，工资低一些也没关系，让自己先跨进门槛，之后通过努力不断提升自己，工资也会相应地上涨。

如果顺利的话，房子还可以一直租住下去。如果这3个月并不顺利，那么放弃这个房子也没什么大不了的。3个月内要兼顾房子的寻找，视具体情况而定，一旦出现问题，马上搬到房租合适的地方去。

希望未来的自己，可以在会计的路上越走越高，这是一份有很多晋升机会和晋升渠道的工作，无论遇到什么困难，都不能轻易放弃！"

写下这些后，木木一下子轻松起来，感觉失业和被房东赶都没有那么丧气了，甚至木木对这些麻烦还有了些许感激，如果不是被逼了一把，自己对未来还不会这么明确，现在的她，内心充满了拼搏的动力。

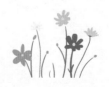

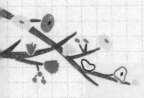

划重点

有目标，人生才有奔头

- -

开始的时候，木木觉得目标、奋斗、前途这些都是很虚无的东西，她觉得过一天算一天就好，想这些纯属多余。对于母亲的督促，她根本听不进去。

但当她开始独自面对生活压力的时候，她意识到，目标其实是个人生活不可或缺的一部分，它不是别人给你的任务，也不是必须完成的作业，而是结合自己特点的人生设定。

通过写作，木木明确了自己的目标。在这个过程中，她也梳理了自己的想法，更清晰地认识了自己，达到了疗愈的效果。

写作疗愈练习14

"我的最爱"到底是什么

我们很容易被一些东西吸引，或者沉迷在一些事情里，如看电视剧、打游戏、刷朋友圈等，但这些并不一定是你的兴趣。想一想，有什么事能长久带给你开心？如跑完半程马拉松，亲手做了一个皮包，或者是通过了某个课程的考试……把"我的最爱"写下来，题目自拟，注意体会写作时找到自我的那种感觉。

写作创可贴

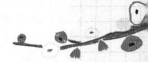

1. 逐一写下烦恼，将面临的问题全部摆出来。
2. 坚定改变的决心，认识到改变现状应当从改变自己开始。
3. 从兴趣和性格两方面逐层剖析，挖掘自己的潜能。
4. 找到跟自己特长匹配的方向，并列出短期目标和计划。

第4章 用写作疗愈认清自己

一、家强的暴躁症

随着"砰"的一声门响，家强的老婆带着愤怒和委屈冲出了家门，留下家强一个人在房间后悔不迭。他刚刚又暴躁了，不受控制地发了火，但后果一般都是这样：老婆怒气冲冲地回娘家，小事没有解决掉，反而他们的夫妻关系越来越糟糕。

家强也有一肚子委屈，他认为这些事本没什么可争执的，但令他苦恼的是，他真的很难揣摩明白老婆的想法。无论大事小事，自己总是很难和她达成一致。老婆经常抱怨他不善解人意，而家强却觉得老婆斤斤计较，自己怎么做都是错的。

他在狼藉的客厅坐了一会儿，感觉一口气堵在心口不吐不快，于是走进书房打开电脑。

"这一个月吵了3次架，刚刚她说，如果我不改掉我的暴躁症，就再也不回来了，真的是因为我暴躁吗？为什么她不检讨自己的错误呢？"

"第一次吵架，是因为买一件东西，我们的喜好不同，在互相讨论哪种更合适时，发生了争执，引发了一场战争。"

"第二次是她工作中遇到了不开心的事和我诉说，我本着解决问题的态度给她建议，可明明很好的交流，她却怪我语气不好，于是我们又吵了起来。"

"第三次就是今天这次了。我在工作时出了点纰漏，有些焦灼，吃晚饭的时候心不在焉，一直在思考，但她总是跟我说话打断我的思路，就这样，我们又吵了起来。"

"她说她很受伤，怪我总是无故对她发脾气，可我一直都认为，这些都是事出有因的。我现在感觉很不好，生气、疑惑、不甘、焦虑、悲伤，很多种心情交织着，压抑极了。"

家强皱着眉绷着脸打下这些字，他深深地叹了一口气，随手拿起桌子上的烟盒，一边打开，心里一边念叨着："女人真是麻烦的动物。"可一想到这里，一股火气又涌了上来，他把刚抽出来的烟连同烟盒，重重地扔了出去。

二、吵架只会让事情更糟糕

幽默热情、能说会道的家强，与其他人的关系都还不错，所以他对自己的人际交往能力一直都很有信心，可是没有想到家庭关系却一团糟。冷静下来的家强重新打起精神，他想分析一下，为什么本应该是最亲密的关系，却变得最糟糕。他在文章里继续写。

"虽然很生气，但是我发现我现在最强烈的感受还是疑惑，我不知道原因到底出在哪儿，我想知道为什么会演变成这个样子。"

"我并不觉得自己暴躁，因为很少和其他人发生冲突。当然，这并不是说我平常做事没有错误，可是结婚这几年来吵架的次数比我结婚前二十几年吵架的次数还要多。我们太多的意见不一致，我很想和她有一次完美的沟通，最后彼此达成意见统一，但是每一次都不成功。"

　　"她指责我胡乱发脾气，我并不认同这一点，所以两个人都大动肝火，我们的沟通最后都会演变为矛盾。不过现在很明显，这样并不能解决问题。但我出现了一些困惑，我脾气真的很暴躁吗？为什么其他人没有指出过我有这样的问题？为什么面对他人时我就能处理好关系？"

　　家强问了自己一连串的问题，之后，他静静地在座位上思考了一会儿，就着这几个问题，他试着写出答案。

　　"当我和其他人相处时，遇到自己不认同的问题，会在潜意识里告诉自己，这是正常的，每个人都有不同的观点，也就是说我能够做到求同存异，不强求别人认同自己，所以我就不会因此而感到生气。但当我和老婆意见出现不一致时，我很希望能够得到她的认同，所以总是试图去说服她。当她反对时，我就会产生不耐烦感，甚至感到挫败和愤怒，进而发生争吵。"

　　争吵？对了，就是争吵，家强发现自己抓住了关键所在，其实矛盾的升级不在于和对方意见是否一致，而在于争吵，是争吵让局面变得越来越糟糕，而且似乎每一次争吵，确实是因为自己没控制好情绪所导致的。

"看来即便我不是一个脾气暴躁的人，但我在和老婆处理问题时，还是过于情绪化，没有很好地控制自己的脾气，任由情绪发泄。因为对方是最亲密的人，就觉得无所谓，不顾及对方的感受，所以才会使每一次沟通都变得矛盾重重。"

"即便对方是最亲近的人，也不要随意发泄自己的情绪。"

家强边打字，边对自己说。说完后，他觉得心口舒服多了，脑海里又一次浮现出老婆出门时怒气冲冲的脸，这让他有了一丝愧疚感。

三、了解自己，比了解对方更重要

"了解对方远不如了解自己重要，了解自己，也比了解别人容易得多。"

家强像是发现新大陆一样，为自己总结出的这个理论兴奋不已。他接着在下面写下结论。

"她那些稀奇古怪的想法到底是哪里来的，为什么经常会和我唱反调，她心里在意的是什么？期待的是什么？虽然我都不是很明白，但是当我想清楚是自己没有控制好情绪后，我竟然发现没那么生气和压抑了，也不纠结刚才发生的事情的前因后果了。"

相比事情本身，似乎态度更起决定性作用。家强思路更清晰了。

"我在平时沟通中，都犯了哪些态度上的错误呢？"

"没有认真体会老婆的情感，比如她遇到不开心的事情和我倾诉时，我却仅从我自己的角度给她建议，或许她需要的仅是安慰，也许是这样的。很多时候，我也没有认真地去了解她为什么会有这样的观点，而只是单纯地抛出自己的观点并企图说服她，不懂得和她感同身受。"

"当然，最重要的还是缺乏耐心，一旦我们双方产生了冲突，我会将自己的负面情绪向她全盘托出，没有丝毫克制。这是我最严重的错误。把爱人当成了自己的情绪垃圾桶，以为对方亲近就可以无条件接纳我、容忍我。"

想明白了这些，家强下决心一定不让这样的事情再次发生。他拿起电话，拨通了老婆的号码，他要对她真诚地说一句"对不起"。

挂了电话，家强发现自己从来没这样轻松过，他听得出来，电话那一端，老婆十分意外，却也有些感动。

"家庭关系很难区分谁对谁错，但是我们却可以用态度决定家庭的温度。"家强打下这几个字后，回忆起温暖的点点滴滴。

"她是一个比较善解人意的人，我们恋爱的时候几乎没有吵过架。她很会照顾人，我们懂得彼此谦让。可是结婚后，我却变了样子。这些问题原来真的出在我的身上。但只要我用心去约束自己，我相信我们一定可以恢复到原来的状态。"

"岳母上次给我打电话，批评我缺乏耐心，不够包容，我还愤懑地认为是故意针对我，但现在我想明白了。其实岳母对我也很好，每逢我的生日都会给我买礼物，平时对我们的小家庭也照顾有加。结婚的时候，她郑重却放心地把女儿交给我，我能看得出她对我的信任，可是现在我的确让她失望了，但今后我会尽力改正。"

"今天我在工作中出了纰漏，虽然问题不严重，但是也受到了批评，需要尽力弥补，我有些焦虑和难过。其实老婆并不是故意打断我的思路，她看出我不开心了，想更多地了解我怎么了，所以一直问我工作上的事，但是我没有跟她好好沟通，而是迁怒于她。她对我很关心，可是我对她却关心不够。"

家强在通过文字不断检讨自己的过程中，看到了平时被自己轻易忽略掉的温暖和关爱，一个一个文字，记录着家强的心理变化，让他逐渐发现了自己性格中的缺陷和不足。同时也帮助他看清了自己，更看清了他和爱人的关系，他知道，任何一段关系，都是需要用心去维护的。

关上电脑，家强给老婆又发了条信息，信息内容是：老婆，回家吧！

第4章
用写作疗愈认清自己

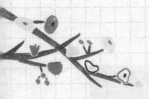

划重点

为什么你控制不住自己的脾气

- -

　　家强的脾气很差，一个月跟老婆吵了3次架，失败的家庭关系让他的生活变得一团糟。他不得不停下来好好想想，到底自己的问题出在哪，为什么跟别人都能心平气和，可是跟自己的爱人，反而连好好说话都做不到？

　　表面上看，是他控制情绪的能力比较差，深层次的原因，是他并不了解自己，也不了解"亲密关系"的含义。当他把自己的想法和思考都写了下来，重新审视自己过去做事的方法时，他发现所有问题都会迎刃而解。

　　这样心平气和的写作，对家强来说，就是可以认清自己的写作疗愈。

写出你想对某人说的话

有些话，说出来就伤害了别人；有些事，做错了就没有改过的机会。你有没有一些想对别人说的话，比如真诚的道歉、认真的解释、发自内心的感恩……请把这些你想说但一直没机会说的话写下来。以"我想对你说"为题，写一篇文章。注意在写的过程中，心里要想着当时的情景，好像又重新经历了一遍一样。

写作创可贴

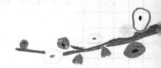

1. 将自己现在所有的情绪列举出来，找到目前感受最强烈的情绪。

2. 通过思考事情经过，分析原因，找到问题的关键点。

3. 向深处挖掘，进一步分析自己的性格，以及造成所有情绪的原因所在。

4. 在寻找原因的过程中，不断修正情绪，让情绪回归到正常状态。

5. 体会一些美好的情感，再一次舒缓情绪，最终回归平和，解决问题。

第四节　我是独一无二的吗

一、总是为他人着想的方圆

方圆是个热心肠，这是很多人对她的评价。

3年前，她和室友一同来到这个城市找工作，为了有个落脚点，她们一起合租了一套房子。搬进去的第一天，室友和她说："方圆，我喜欢那间阳面的大卧室，你让给我好不好？"方圆没有犹豫就答应了，这对她来说都是无关紧要的小事，室友喜欢，那就让给她好了。

这样的事情还有很多。例如，方圆和同事一起去买衣服，自己先选中的，可没想到同事也喜欢，同事又暗暗地表示不想撞衫，于是方圆干脆让给了同事。

公司对方圆的团队进行行业业绩表彰，需要在团队里确定一名最优秀的员工，很多人都推选方圆。可是方圆想到工作是和搭档一起完成的，虽然自己比搭档付出的要多，但是自己抢占功劳又于心不忍，最后执意将优秀员工的名额让给了搭档。

还有一次方圆感冒发烧，躺在床上昏昏欲睡，这个时候接到表姐的电话。电话里表姐火急火燎地告诉她，因为上班的路上出了事故伤到了脚踝，要她去帮忙。方圆二话没说放下电话就冲向了医院，以至于后来休养了好多天身体才好起来。

方圆觉得这些都不重要，既然都是亲朋好友，自己多付出一些又有什么呢？！可是方圆的男友却心疼方圆，要她多为自己考虑考虑。

　　"我没觉得这样有什么不好，为他人付出，他人开心，我也快乐。"

　　方圆把自己的做事原则记录下来，虽然男友一直在教育她要多考虑自己的利益，但是方圆觉得这样才可以让生活更有意义。

二、人存在的意义，是永恒的难题

　　不过最近，方圆对自己一直坚守的处世原则产生了迷惑。她的母亲生病了，需要她回老家照顾几天，公司领导要求她走之前把手里的工作委托给其他人，但方圆问遍了平时关系较好的同事，可每一个人都推脱自己忙不过来。问了一圈之后，方圆开始心灰意冷。

　　晚上回到家，方圆没有心思吃饭，她心里有了很大的一个结，如果不解开它，恐怕睡觉都不会踏实。方圆打开电脑，在记录本上写下感受。

　　"我经常为他人着想，以至于男友和父母经常教育我，说我太傻，说我会被欺负，可是我不觉得自己的做法有什么问题。每当看到对方因为我而心满意足的时候，那种幸福感我也能够体会得到。但是今天我真的想不通，为什么当我需要帮助的时

候，却没有人愿意帮助我？"

打下一个大大的问号后，方圆发现这里面还有更深的问题要问自己，于是她接着写。

"人存在的意义到底是什么呢？为了自己，还是为了别人？如果都在为自己，那么谁能够去奉献爱心、帮助他人呢？如果为了别人是对的，可是为什么我现在遭遇了困境，却无法得到需要的帮助呢？"

"我也会遇到想得到而不能得到的东西，也会有自己无法解决的难题，我也希望有人能在我身边帮助我、支持我，让我感觉到温暖，可是我却发现这些对我来说都是奢望。我在其他人眼里，或许就是一个无欲无求、可以随意支配的人，谁也不用在乎我。"

写下"无欲无求"这几个字后，方圆像是有所感悟，她抓住思路，接着写。

"好像是这样的，他们都觉得我什么都不需要。就像男友说的，其他人都知道自己要什么，会把自己的需求明显地摆出来，而我仿佛什么都无所谓，什么都可有可无。我的需求没有存在感，我这个人也没有存在感，所以大家都不会在意我的感受和我的需要。"

"没错，就是这样，我都没有把自己当回事，谁会把我当回事呢？"

想到这里，方圆觉得心结松了一些了。那么下一步，应该先把注意力转移到自己身上来才对。

三、将目光投向自己，你也很值得付出

为什么之前总把目光放到他人身上呢？方圆继续和自己对话。

"我一直认为只要我尽心去为别人考虑，就能同样换取爱心，但是现在想想看，这样的做法并没有得到我想要的结果。我从来没和别人提过要求，表达过看法，说的最多的话就是'随意''都可以''没问题'……这应该就是根本所在了。这样的我更像一个透明人，大家会自然地减少对我的关注。爱别人，首先应该学会爱自己。"

方圆发现，她真的是对自己太不好了，这种随意性让她丢掉了很多东西。

"如果不是这样认真思考，或许我还不会发现，我错失了很多。"

她低头看看自己的衣服，还是几年前的，很多地方已经有了褶子很难熨平。她摇摇头接着写。

"我已经好久没认真地为自己挑选一件合适的衣服了，上

个月去了很多次商场，但都是给家人买的，我应该好好打扮一下自己。"

"在公司里，我让掉了几次被奖励的机会，现在想想看，如果这些奖励不让出的话，我的工资也能涨涨了，说不定还会晋升。"

"现在身体也不是很好，总是生病，但因为习惯了应承，不好意思拒绝别人的求助，我还经常去帮助别人做一些比较吃力的体力活。每次做完这些回到家，都腰酸背痛，几天才可以缓过来。"

"如果我把这些精力匀出来一半给自己，或许我现在就不是这个样子了。"

方圆越写越精神，她好久没有这样精神饱满地去做一件事了，因为她知道，现在最迫切的是要给自己注入力量。

"我很久都没有这样轻松过了。过去的我过于在意他人的感受和需求，以至于忽略了自我，忘记了自己的人生价值。我要静一静，多一些思考的时间，去找寻一下所做的每一件事情的价值。写作，让我的思绪静下来，可以去认真找寻人生的意义在哪里。"

方圆微微笑了一下，内心无比平静，将目光投向镜子中自己的那一刻，整个世界都柔和起来，就连之前强烈困扰着自己的那些恶意，也都消失得无影无踪了。

"人生就是互帮互助的过程，但首先要帮助的是我个人，然后才能不断提升自己的能量，再去帮助他人。如果自己的能量被过分消耗，不仅不能帮到他人，还会让他人忽略自己的价值。当自己的能量越来越满，那可以做的事情也会越来越多，也才会真正能够帮助他人反助自己。这是一个相辅相成的过程。这才是人生应该有的状态，因为每一个人都有上天赋予的奇妙之处。"

　　松开键盘，方圆用手梳理了下头发，抬起头看向镜中映照出的面孔，它又重新拥有了消失已久的美丽和自信。

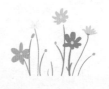

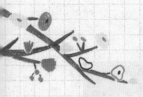

划重点

"好人"一定有好报吗

　　无论从哪个角度看，方圆都是个好人：热心肠，乐于助人，不计回报，勇于奉献。但当她希望用自己的付出换来别人的回报时，她却感到失望了，她发现自己非常没有存在感，别人根本没有意识到她存在的价值。

　　是周围的人太绝情吗？不，是方圆自己把重心放错了地方。她把大部分精力放在照顾别人上，而忽略了自己的需求。不是别人忽略她，而是她自己就没有活出存在感来。

　　现实生活中，像方圆这样的人不在少数，很多人为孩子活、为父母活、为另一半活，渐渐就放弃了自己。这是很危险的状态，因为一旦迷失了自我，再想找回来就非常困难了。

　　方圆找到了写作疗愈，通过写作，她发现了自己的问题，又把重心重新转回到自己的身上。这是了不起的改变，因为只有自己才能做自己生活的主人。

你对"付出感"3个字怎么看

你是一个只付出不求回报的人吗？你身边有这样的人吗？比如你的母亲，你的同事，你的爱人，他们怎么看待自己的付出？你们有没有因为这种付出感而产生过争吵，最后是怎么解决的？请以"付出感"为题目写一篇文章，谈谈你对这个问题的看法。如果可以，尽量把自己经历过，或者观察到的事情写进去。

写作创可贴

1. 将困惑写下来，根据困惑提出问题。
2. 不断深入问题，深挖内在的需求和意愿。
3. 看向内心深处，一一列举需要自我改进的具体行为。
4. 找回自信和勇气，努力为自己做一些事情。

疗愈
加油站

没有什么比了解自己更重要

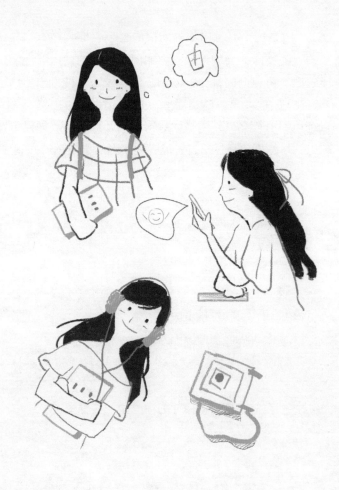

心理学小课堂

我们每个人最看不清的对象，就是自己。

一、什么是"我"，"我"是谁

在弗洛伊德精神分析理论中，将"我"分为本我、自我和超我。这3部分构成了人的完整人格。本我代表人本能的驱动力，有着原始的欲望和需求，本我中的一切，永远都是无意识的；自我处于中间位置，代表理性和机智，它按照现实原则来行事，可以实现对本我的控制和压制；超我代表良心、社会准则和自我理想，是人格的高层领导，它指导自我，限制本我。

自我是永久存在的，而超我和本我又几乎是永久对立的，这中间就依靠自我进行调节。弗洛伊德认为，只有3个"我"和睦相处，保持平衡，人才会健康发展。而三者不平衡的时候，人就会因为这种内在的矛盾而产生焦虑，自我则会自行启动防御机制，表现出压抑、疑惑、迷茫、暴躁等情绪，并且会产生怀疑——"我到底是怎样的一个人"。

我们对自己的认知，受到个体差异、文化差异、环境差异等诸多因素的影响，从而导致自我、本我、超我之间时常有着较大的偏差。我们依靠外在的力量很难弄清楚自己到底扮演什么样的角色，拥有什么样的性格，希望自己成为一个什么样的人。对自我认知偏差越大，人活得就越辛苦。

二、如何寻找自我？认识自我？面对自我

在本章中，通过4个故事呈现4种不同的自我认知焦虑。它们分别是个人角色、个人兴趣和理想、个人脾性以及个人价值的认知偏差。当因为认知焦虑而影响到个人生活时，应当主动去寻求自我调整。

（1）人是很难对自己有正确且客观的认识的。一般来讲，自我认知跟现实中的自我越接近，那么这个个体就越成熟，在各方面的表现也就越优异。人在认识自我的过程中，容易受到环境、情绪、个人素质水平等多方面因素的影响，从而造成认知偏差。

写作是一种自我对话的方式，通过让个体静下心来，寻找出造成问题的根本原因，降低认知偏差，进而解决现实矛盾问题。

（2）一个人的兴趣，通常是指人们探究某种事物或者从事某项活动的心理倾向。兴趣，不仅对人的性格有影响，同时也对行动有影响。现实生活中，很多人并不了解自己到底喜欢什么、擅长什么，也就不知道自己到底可以做什么，这样就很容易让自己产生迷茫感，遇事不知道该如何选择。

写作，是向内挖掘自己的过程。通过这个过程，深入分析自己的兴趣和特长，并进行自我匹配，这样可以顺利地帮助个体了解自我，树立奋斗目标，从而改变生活。

（3）日常生活中，人很容易受到各类情绪的影响，如何合理控制自己的情绪，不被情绪所支配，如何通过探索潜意识来关注并改变行为，这是很多人面临的难题。

解决这个问题可以分为3个步骤：发现情绪、确认情绪、修正情绪。写作就是将这3个步骤依次展开的一个过程。让个体通过逐步操作，最终改变自己的情绪，从而解决困扰自己的问题。

（4）人的注意力是有限的，过于在意他人的感受，就会相应地减少对自我的关注。有一种类型的人，会为了他人牺牲自己，而且往往这个时候，自己会有很多"付出感"——总预期别人会感激自己，一旦别人没有像自己期待的那样，当事人心里就会很失落。写作的过程，可以将人的注意力由外向内牵引，通过不断地分析和解读自己，将注意力从他人转移到自身上来，从而改变为他人付出的现状。

那么最后总结起来，自我调整主要有4个步骤。

第一步，直面焦虑点，将自己认为的"我"平铺在眼前，了解自己对自身最直观的认知。

第二步，寻求偏差点，将"我"所希望的状态和现状做对比，找到具体差距，并分析差距的原因。

第三步，深入分析产生偏差的自我原因，从内在进行调节和适应，深度了解自己。

第四步，平衡认知差异，寻求解决办法。

在这整个过程中，自我救助起到至关重要的作用。而写作，则是帮助个体将自我、本我和超我完全呈现出来的一种方式。只有当个体能够直面3个"我"的矛盾之处，并进行有针对性的合理调试时，才能实现整个人格的平衡，解决现实问题。

接龙写作

我各方面都好，唯一的缺点就是脾气不好，经常突然就发脾气。发脾气的时候心跳得很快，自己也气得要命，明知道这样对身体很不好，别人也很难接受，但就是改不掉（请在后面接着写下去）＿＿＿＿＿＿＿＿＿＿

＿＿＿＿＿＿＿＿＿＿＿＿＿＿＿＿＿＿＿＿

＿＿＿＿＿＿＿＿＿＿＿＿＿＿＿＿＿＿＿＿

1. 每个人都有缺点，所以不要觉得自己是怪物。
2. 每个固有的习惯背后可能都有根深蒂固的原因，试着把它们找出来。
3. 只有先认清问题的严重性，才有可能改变现状，所以别怕，把问题说得更清楚一点。

第 **5** 章

现实生活中，有太多事情让人不开心，比如突如其来的变故、工作中的挫败、家庭矛盾、意外的损失等。不开心是一种很难受的状态，它让人情绪低落，凡事提不起精神，郁郁寡欢，严重的甚至会引发一些心理疾病。

不开心的时候，你可以试试写作疗愈，用文字把开心找回来。

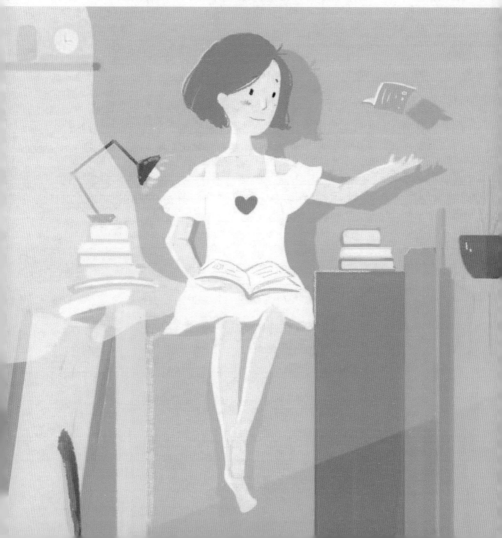

第 5 章

用写作疗愈
抚平坏情绪

现今社会，物质和精神生活日渐丰盈，但很多人却越来越不开心。他们被生活中各种各样的问题所困扰，苦闷发愁，甚至心生抱怨。可是很少有人仔细想一想，到底是什么让自己不开心？到底如何才能让自己的嘴角再次上扬？

第一节　靠倾诉就能释放压力吗

一、悲观厌世的宗朴

宗朴最近遭遇了人生的重大变故——老公有外遇了。如果这个女人年轻漂亮也就算了，谁知道居然是一个比自己年纪还大、还丑的女人。宗朴觉得这是一个天大的笑话，这样的结果让她无法接受，她把这些都写在了日记里。

"我真的不敢相信，我的人生居然会是这样的结局，我不能甘心。我凭什么甘心，他们欺骗我，毁掉我的婚姻和家庭，我不能让他们好过。"

"心口总是疼，晚上睡不着，一闭上眼全是过往的生活，感觉快要不能呼吸，每天醒来，都希望这是一场梦。"

夜里12点，宗朴在日记里写下这些文字后，关掉电脑，合衣躺在床上。两只眼睛就像一对深井，空洞无神，眼泪顺着眼角不停地流下来。她对着天花板看了很久很久，夜深了，她觉得自己已经被全世界抛弃。

家里人看宗朴日渐消瘦，精神不振，都纷纷过来劝慰她，希望她能早日走出婚姻失败的阴影。可往往没说两句，宗朴就翻脸了。别人如果说："你要想开点。"她就冲别人嚷嚷："我怎么想开？想开了也改变不了我成为弃妇的事实。"别人如果说："自己身体重要，男人还可以再找。"她会歇斯底里地吼："男人算什么东西！我还要男人做什么！"

时间久了，没有人愿意再听她倾诉。宗朴觉得自己急需找一个出口，来发泄自己所有的愤懑。

"我还能怎么办，短短几个月，生活翻天覆地。振作，都要我振作，可是谁能懂我，他们都过得有滋有味、和谐幸福，我呢？没有人可以理解我。我知道现在没有人愿意接我电话，没有人愿意听我发牢骚，可是我觉得自己如果不说出来，真的会走向极端，或许极端也没什么不好，一了百了。"

又注定是一个不眠夜，宗朴写下这些字，侧头望了望窗外，城市的夜生活丰富多彩，各家各户透着或明或暗却都温暖无比的灯光，越看宗朴越觉得自己凄凉，这么多温暖的家，却再也没有属于自己的那一个。

二、再没有比文字更好的听众

在床上躺了很久也没睡着，宗朴觉得自己心里仍然有许多话要说，她想把自己所有的委屈和辛酸都说出来，于是干脆起来再次打开电脑，继续写。

"不知道这样算不算得了抑郁症？缺乏生活的勇气，不敢面对现实，不想活了，也许是吧，不然为什么那么多抑郁症患者最后都选择终结自己的生命？不能够被他人理解，没有人和自己在一个世界，这种孤独感，没有经历过的人是体会不到的。"

"一开始所有人都同情我，后来所有人都躲避我。我知道他们认为我是自讨苦吃，我也明白，一个女人不能只为婚姻而活，可我也不知道自己这是怎么了。可能真的是之前太天真，从来没有过这样的心理准备；也可能是自己心理承受能力太差，接受不了这样的现实。我也不知道这几年自己怎么变成这样了，结了婚就丢掉了自己，离了婚就彻底放弃了自己。"

宗朴起身抽了张纸巾，擦了擦眼泪，写了这么多，她觉得心里好受了一点，情绪也稳定了很多。

"我讨厌现在的生活，但是我更讨厌现在的自己，不仅一无所有，还无比懦弱、悲观。之前还嘲笑过别人在遭遇婚姻变故时就要死要活的，可是真的轮到自己头上了，怎么也像烂泥一样扶不上墙，曾经的我不是这样的啊！"

曾经的我？对啊，那些美好的曾经，青春洋溢的大学生涯，结婚前和闺蜜美美的旅行，还有自己在公司曾为一个项目通宵达旦，最后获得高度赞扬的成就感……

她忽然感觉不那么悲观厌世了。一丝暖风吹了进来，好像这个世界也不是这么冰冷，久违的平和、冷静似乎又回到了她身上。

"对啊，我大学时候可是校花呢！记得有个男生给我发了告白短信，然后又马上补了一条，说发错了。胆子这么小，怎么追女孩子？我还记得和青青一起去乌镇，我们坐在小船上，三月天，空气里都是春天的味道，年轻真好。"

"直到遇到老公，不，遇到那个渣男。那时他很阳光很有魅力，他曾经说过愿意照顾我一辈子，我也很享受他对我的关怀。"

"他这个人，本质倒是不坏，这两年我依然十指不沾阳春水，饭他做碗他洗，家务活我愿意做就做，不愿意做就请家政，他一直都很惯着我，也不怕把我惯坏了。"

宗朴发现自己能稍微平和一点看这个问题了，她继续写。

"或许我也有点小蛮横，他回家晚了我会耍脾气。以前他都会哄我的，说很多甜言蜜语，可慢慢地他就嫌我烦了，跟我抱怨公司累家里更累。有时候他回家做饭，饭做得不太可口，我忍不住挑挑毛病，他就会勃然大怒。他这两年当了领导，脾气也见长。"

宗朴虽然心里还在骂前夫是渣男，但她心里是知道的，婚姻失败不是一个人的错，自己也有问题。这两年，家里有钱了，她也有点"作"。不过再怎么说她也没有出轨啊！她的怒气又回来了，"狗男女，愿他们出门就被车撞死。"

"不过那个渣男死了对我也没什么好处。哎，夫妻一场，我放他一条生路，其实他也放了我一条生路。这段婚姻里我得到了什么呢？我有了LV的手提包，我买了小跑车，我住上了大房子，可是看看我现在的样子——油腻、消沉、一脸丧气。还好我离开了他，离开了这段婚姻，我自由了，我要重新开始，做一个美美的中年少女。"

写到这里，宗朴发现自己已经好多了。她起身倒了一杯温水，一口喝下，身体暖暖的，原来写作、和自己对话，才是最完美的听你倾诉的"树洞"。

三、神奇的写作减压术

接下来的日子该怎么过？刚刚提起点信心的宗朴问自己。

"接下来的日子不会再坏下去了，还能有多坏呢？人死了就什么都没了，死都不怕，离个婚有什么可怕的。"

站在局外人的角度，宗朴反而能看清自己。

"我还是太钻牛角尖了，把婚姻当作了自己的全部。现在婚姻没了，就以为一切全完了。其实根本不是，留得青山在，怕什么呢？三条腿的青蛙不好找，两条腿的男人还不好找吗？"写着写着，宗朴把自己都写笑了。

"不过就是重新恢复单身，还能怎么样，离开那个臭男人，我一样能过得很好。我最美的时候就是结婚前单身的时候，反倒是结婚的这两年，整个人邋里邋遢不修边幅。现在出门，很多帅哥看到我都叫大姐。"

桌上正好有面小镜子，宗朴顺手拿起来，镜子中的自己很憔悴，眼角有细纹，脸上有些暗淡，皮肤缺水。是的，因为家庭的变故，宗朴已经很久没有关注过自己这张脸了。

"我明天就要去健身。过去二人世界的时候，渣男又不爱动，所以根本没办法去健身，现在一个人了，我一定要把身材练得棒棒哒。上次在健身房，好几个肌肉帅哥过来搭讪，好男人千千万，我怎么傻到为一个渣男要死要活？"

换个角度看，变故，或许也是一次转机。宗朴甚至有些期待了。

"之前自己真的是太可笑了，居然悲观厌世。"

写到这，宗朴敲了下回车键，然后起身走到窗前，外面依然是星星点点的灯光，这一次，宗朴不再觉得它们有多扎眼，反而，她觉得自己处于一个温暖的世界。

虽然夜深了，她还是拿起手机给妈妈打了个电话，她要告诉妈妈，她忽然间就想通了，让妈妈放心。过去的就都让它过去吧，从此以后，她会坚强地好好活着。

打完电话，她重新回到电脑桌前接着写。

"原来很多事情带给你的困扰，不过是自己给自己上的枷锁，当生活遭遇变故，最应该做的不是无休止地哭诉、抱怨和自我折磨，而是放下。"

"或许，我还可以把我的方法告诉更多的人，让同样受到生活折磨和困扰的伙伴，都通过这种方法解决自己的问题，那么未来，我又有一项值得期待的事情去做了。希望这一次，自己可以在前进的路上，做最好的自己，遇到最好的人。"

打下最后一个标点，宗朴觉得这一天是这么久以来心情最舒畅的一天。她用温水洗了脸，贴上很久没用的面膜，然后换上最舒服的睡衣躺在床上，心平气和地闭上了双眼。很快，睡意袭来，她真的累了，她拥着柔软的被子，沉沉地进入了梦乡。

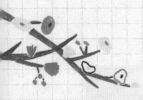

划重点

动嘴不如动笔

- -

　　宗朴是怎么从婚姻失败中走出来的呢？她靠的不是喋喋不休的倾诉，而是靠写作。通过写作，她不但发现了婚姻中的问题，还重新规划了新生活的路径——这更给了她重生的勇气。

　　每个人都有压力，只不过有些人善于排解压力，而有些人只能看着压力在自己身上越积越多却毫无办法。如果你也像宗朴这样不善于跟别人倾诉，不如现在就开始写作，让写作疗愈在你的身上发挥作用。

我如何度过倒霉的一天

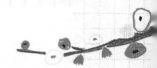

　　有时候，我们把负面情绪归结为倒霉。比如早上刚丢了手机，正烦着呢，到办公室又莫名其妙地被领导骂一顿，中午心不在焉又划破了手。你可能会觉得诸事不顺，真是倒霉的一天！但事实上呢？也许是负面情绪牵连了你。请以"我如何度过倒霉的一天"为题，写一篇文章，说说你的遭遇。现在再去回忆这一天，你能否提出一些比较有效的方法，下次再面临这种情况的时候，你会处理得好一点。

写作创可贴

1. 释放负面情绪，把自己的辛酸苦辣都吐出来，让情绪恢复平静。

2. 从多方面去找寻事件发生的原因，并进行分析，理顺思路。

3. 自我更正，调整意识，从外在驱动力转向内在驱动力，正确接受自己。

4. 寻求改变，给自己做规划，充实生活，摆脱烦恼。

一、永远活在抱怨中的小云

"今天真丧气！"午饭过后，小云坐在办公桌前喝下一大口水，想起中午发生的事情，她就充满愤怒。

对面的同事小颖看到小云脸色不太对，出于关心问了她一句。这下可好，一下子打开了小云的话匣子。

"小颖，你今天幸好没去食堂，不然会被气死。"看着小颖疑惑的眼光，小云气哼哼地对小颖抱怨，"食堂越来越差劲了，打饭的师傅三心二意，我明明要的是一份土豆，可是他给我打的是旁边的茄子。我纠正他，他还一脸不高兴，怪我没有说清楚。"

"人的素质真的分三六九等，就是这种人，无论怎么样他都不会认真地承认错误。"说到这，小云又想起了自己的老公，昨天他们因为一件事闹了点不愉快，于是小云竹筒倒豆子一样往下说，"就说我家王志，昨天洗碗的时候把我新买的盘子摔碎了。我就过去说了他一句让他稍微小心一些，不要毛手毛脚的，结果他还生气了。难道道个歉就那么难吗？"

"听不得批评，还挺有主见，有些人就是没办法和他们沟通。对了，你知道吗？上周日我去上钢琴课，因为我小时候学过一段时间，所以我有一定的弹奏习惯，可是教我的老师总想让我按照她的方式去弹。我就和她争执了一下，谁知道她竟然说教不了我，让我另寻高明。"

……

小云终于抓住了一个听众，喋喋不休地吐槽着各种不顺心的事。她没有注意到，对面的小颖从最开始的认真倾听，逐渐变得心不在焉，最后偷偷地塞上了耳机。

如果小云看到小颖对她的倾诉这样不屑一顾，说不定明天又会和其他人去抱怨小颖这个同事太不够意思了。

二、抱怨是精神的鸦片

渐渐地，没有人愿意和小云聊天了。她和别人聊天的话题，永远都是自己不如意的鸡毛蒜皮的事。

而小云整个人的精神状态也在无休止的抱怨中急速下降。

她对很多事情都提不起兴趣。无论是在家中还是在单位，她变得越来越充满戾气，毫无活力可言。有些不明情况的朋友看到她会奇怪地问她，最近是不是出什么事了？怎么脸色这么差？

小云一开始并没有在意，可是听得多了，她也发现自己状态有些不对劲。细细想来，她已经很久没有认真地逛逛街、买两件像样的衣服了。因为自己半年前买衣服时，和售货员因衣服质量和价钱问题产生了争执，这件事让她再也不想去逛街了。之后她逢人便抱怨现在买衣服都得看售货员的脸色。没有买新衣服倒也是小事，但因为心情时常受到影响，导致她也没有心情去化妆，没有兴致关注自己的形象。

想到这，她起身到洗手间照了下镜子。当镜子中出现一张憔悴泛黄的面孔时，小云被自己吓了一跳。她不敢相信，自己好像老了十几岁，整个面容无一丝生气，眼眶泛黑，眼睛没神，皮肤暗黄，还有痘痘，嘴唇也没有一点色彩。

"这还是我吗？"小云喃喃地念叨着，她不敢相信自己怎么变成了这个样子。茫然无措的她想到了一个从事心理咨询的朋友，于是迫不及待地打电话向对方求助。

朋友仔细听了她最近遭遇的问题后，并没有直接对这些问题提出什么解决建议，而是对她说，你之所以这么颓废，不是因为你遭遇到了什么，而是因为你选择了以怎样的方式去面对这些问题。

这句话让小云醍醐灌顶，她终于知道原因出在了哪里。是抱怨让她无时无刻不被负能量所包围。她下定决心要改掉抱怨的毛病，按照朋友的建议，她打开了文档，写下了心中的话。

三、用文字抱怨，我打赌你写不满500字

"朋友告诉我说，如果我遇到想抱怨的事情，就让我化为文

字写出来。今天是第一天，无论遇到任何不顺心的事，我都将不再对任何人诉说。这个文档，就是我的树洞。"

小云在空白文档中写下了一个开头。

她在发现自己气色很差之前，本来想拉着人说一说她的烦心事，可刚刚的发现打断了她，于是她想，何不现在就开始，把它们统统都写下来呢？想到就马上行动。小云接着那个开头，从昨天遇到的第一件不开心的事写起。

"昨天早上起来就生了一肚子气，和孩子说了很多次了，东西要摆放整齐。可是当我做完早饭到卫生间一看，洗漱用品随处乱放，香皂泡沫弄得到处是，地上都是水。我火冒三丈地想去教训孩子，可老公还拦着我，怪我一大早就不让他们顺心，真不知道是谁不让谁顺心？"

"还有还有，每天上班都像打仗一样，这群老头老太太也是，每天早上都和年轻人一起挤公交，要买菜，错过交通高峰期去不行吗？知道上班族有多辛苦吗？就因为第一班车没挤上去，害得我迟到了10分钟，受到了批评，昨天心情真是差到极点。"

小云写了两件事情，她发现能描述的语言越来越少。本来每件事都有一肚子话说，如果是平时对着同事说，她一件事情可以至少吐槽10分钟，可是不知道为什么，当把抱怨化作文字以后，她写着写着就有种不想再去详细描写的念头，而且写下来的事情，也不想再去看一遍。

她觉得这种感觉很奇妙，她干脆放弃了在文章中抱怨，转而去分析这是为什么。

　　"为什么我只写了两件事就不想再去写了呢？我本来今天还遇到了好几件不开心的事，可是不知怎么，我突然就不想写了。看着上面刚刚写下的文字，我觉得好无趣，我突然就产生了一个想法：这都是什么鸡毛蒜皮的事情啊，也值得我把它们一一都写下来？看看我的关注点都在哪里，都在那些可有可无、说大不大的事情上。难道就没有更值得我去关注的事情了吗？"

　　"怪不得同事都不愿意听我说话，不喜欢和我聊天了。换作我，我也不愿意听到这些很烦、很无聊的事情，更何况是别人。"

　　小云第一次觉得抱怨是一件非常浪费生命的事情，她赶紧写下此刻的感受。

　　"用文字抱怨的时候，我是抱怨者，但也是那个倾听的人。当我通过文字感受我亲身经历过并在当时是怒不可遏的事情时，我才发现，这些事有多么不值一提。文字让我成了一名旁观者，当我置身事外去看待的时候，连我自己都会被抱怨吓退。"

　　想明白了的小云继续写着，她想用一名旁观者的身份，告诉自己怎么做。

　　"以后再遇到类似的想要抱怨的事情时，我第一时间就去把事情发生的经过详详细细地写下来，用另一种视角去判断它到底是否值得我关注。"

"如果还是像上面写的这样毫无意义的小事情，那我就将他们从脑海中抹掉，坚决告诫自己，不要因此而产生抱怨，也不再去向其他人抱怨，不让抱怨左右我的情绪。"

"如果的确不是件小事情，值得我多留心，比如涉及孩子的品质、学习和教育问题，关系到夫妻感情，影响工作进度和效率等，要做好判断，避免慌乱，有条不紊地及时做好应对措施。"

"如果真真切切地遇到自我无法解决的问题，再去寻求他人的有效帮助，并认真听取他人给予反馈的意见。在这个过程中，不能无休止的倾诉和吐槽，要时刻提醒自己，保持冷静，积极调整心态，坦然面对。"

写完这篇文章，小云感到前所未有的轻松。当身上所有的负能量一扫而空，她就像是被充满了电一样恢复了勇气和力量。回过头想了一下这段日子，小云突然笑了，这样的自己真的是人见人烦。还好，现在她醒悟了，一切都还不算晚，一切都还来得及。

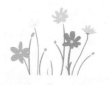

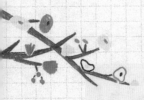

划重点

找到抱怨背后的症结

- -

　　小云还是那个小云，说的事情还是一样的事情，为什么跟别人抱怨就能说上好久，而自己写连500个字都写不下去呢？

　　抱怨和写作的差别在于，抱怨并不是为了解决问题，很多时候是放任坏情绪继续发酵；而把问题写下来的过程中，可以边写边整理思路，很快就能找到解决的办法。

　　小云发现了对抗坏情绪的妙招，她再也不需要拉着同事抱怨了。既然有写作疗愈这个工具，以后想要处理心中的不满和怨气，就简单多了。

我转念一想

很多事情你觉得很糟糕，但实际上，也许不是问题本身糟糕，而是你把它想得很糟糕。比如一大早就堵车，你很恼火，但换个角度想，在大城市生活就是会遇到堵车问题，利用堵车间隙听听音乐放松一下，倒也不是坏事。同样一件事，少一些抱怨，换个角度看，结果就完全不一样了。请以"我转念一想××××"为题写一篇文章，说说你经历过的思维转变的故事。

写作创可贴

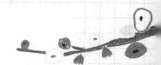

1. 尽量客观地描述自己想要抱怨、倾诉的事件。
2. 写到不想再去写为止，并进一步分析不想再去抱怨的原因。
3. 以旁观者的心态来看待自己遇到的每一件事。
4. 列好下一步改变自己的计划。

一、以泪洗面的宝亭

新晋升为妈妈的这半年，是宝亭最累的一段时间。生产的疼痛、月子中的不适、无休止的夜奶，让宝亭的情绪一直处于低落状态。

又是一个夜晚，第三次喂完宝宝后，宝亭捶了捶因经常抱孩子而疼痛的腰，扭头看了看身旁熟睡的老公，忽然就委屈得想哭。可又害怕吵醒大家，于是干脆穿衣起身，走进书房，捧着一包纸巾，任凭泪水横流。

哭过后，宝亭觉得舒服了一些，墙上的时钟指针指向3点，她却毫无睡意，于是打开了电脑，敲下了这些字。

"我不知道自己除了哭还能做些什么，心里很难受，却不能和任何人倾诉。和老公倾诉？他不太能理解这种辛苦；和娘家人倾诉？娘家人会觉得我在小家庭受委屈；和婆家人倾诉？更不能说一个字；和外人倾诉？外人会觉得我矫情、可笑，这不都是一个妈妈应该经历的过程吗？"

"道理我都懂，我也知道再熬过一年半载，就会轻松很多。但是我就是难过，仿佛自己掉进了一个陷阱，这里只有我自己，其他人都从上面走过，却没人肯拉我一把，我似乎丧失了生活的兴趣，以及对未来的憧憬。"

写到这，宝亭抑制不住，干脆趴在桌子上大哭起来。似乎只有大哭一场，才能排解心中的压抑。

二、点滴生活，皆有感动

平静下来后，宝亭想把做妈妈这半年发生的事情做个记录，她接着写：

"生产的那天，我疼了一夜，第二天一早就进了产房，历时2个小时，我的宝宝才降临人间。看见宝宝的那一刻，我觉得一切都是值得的。"

"可我没想到，接下来的日子会这样难过。月子里家人管得严，不能出门、不能洗澡、不能用手机，吃的东西也要限制。我就是一只关在笼子里的奶牛，每天的工作就是产奶、喂奶，所有的饮食也都是为了产奶，你所有的情感和需求都被剥夺，这种滋味真难受。"

"出了月子，宝宝由我自己带，有时候被宝宝突然的哭闹和排便搞得很狼狈，那一刻多希望有个人能在身边搭把手，可是永远是我一个人对着一个小怪兽，打不得骂不得，还得全部忍受。"

写到这里，宝亭基本上把这半年发生的事情都写了下来。这时她才发现，其实一直以来压得自己喘不过气的事情，不过短短几行字就可以概括。写下来以后，居然有一瞬间觉得这也并没有什么大不了的。

她想应该对这些事情进行分析，难道真的是自己一个人单打独斗吗？真的没有人给予自己一丁点儿帮助吗？

"老公虽然晚上睡得熟，很少帮我，但是他也尽到了自己的责任。第一，他需要上班，晚上好好休息是应该的。他每天下班都会第一时间赶回家，曾经络绎不绝的应酬，现在一个都没有了，再晚都要回家吃饭，为的是可以减少我独自带孩子的时间。第二，从生产到月子，他对我一直都很关心和包容，我所有莫名其妙的脾气，他都没有反击过一次，还会偷偷地帮我瞒住我未遵守的约定。第三，每当我对他说没有休息好或者腰酸背痛时，他都会心疼地给我按摩，用有限的时间替我带孩子、做饭。这样看来，他也在尽自己所能为孩子的成长付出。"

写下这些之后，宝亭心里多了一丝感动，她接着想，其他人呢？

"婆婆每天都会给我送熬好的、有营养的汤过来。她身体不好，没有留在这里帮我带孩子，但是外面天寒地冻，一来一回一个多小时，每天如此，也很辛苦。妈妈从老家给我邮寄了很多手工织成的毛衣，还有许多孩子的日用品，让我不用再去额外购买，节省了钱，也节省了精力，孩子穿着也安全、放心。"

写着写着，宝亭的眼泪又落了下来，不过这一次是感动的眼泪。她接着分析自己，为什么会让那么多的负能量左右自己，让自己的双眼被蒙蔽呢?

"其实并不是没人管我,是我没有做好充分的心理准备。即便过了半年,我仍然习惯于用现在的生活状态和单身时的状态做对比,心理调适没有做好,心理承受能力较弱。

"而且我也的确太过关注自己的内心感受,遇到事情总是先考虑自己,很少考虑其他人的实际情况。"

"不过主要还是因为带孩子不够熟练,容易被突发事情打乱节奏,手忙脚乱。下一步,要加强处理突发事件的能力。"

宝亭的思路逐渐清晰,此时宝宝在卧室哭了起来,她马上起身奔向了卧室,小心翼翼地抱起柔软的孩子,此刻的她,内心充满了爱。

三、感慨—感动—感恩,情绪的能量升级

重新哄睡了孩子,宝亭把心里流动着的温暖一一记录下来。

"刚刚宝宝喝奶的样子,温馨极了,我从来没有觉得这样温暖过。其实每一件能够引发感慨的事情都是可以写下来的。无论是苦是甜,不断挖掘,才可以穿透迷雾发现曙光。"

"老公、妈妈和婆婆,他们都在用自己力所能及的方式默默地帮助我,只不过是我没有及时发现。老公经常真诚地对我说

辛苦了，之前我还觉得他只是惺惺作态。可梳理了之后我才知道，他是发自内心的关心我。而婆婆，我之前认为她总是送一些汤水过来，却不帮我带孩子，只是担心自己孙子的口粮而已，但其实这有什么分别呢？即便是心里只有孩子，那也是在变相帮助我。婆婆总是因自己身体不好不能帮我太多而感到愧疚，她说这些的时候是真心实意的。妈妈离得远，也因为工作不能过来帮我，但是她依然牵挂我，晚上给宝宝织毛衣到很晚才睡，就怕宝宝不能及时穿到。"

"我真的很想哭，这一次，是感动得想流泪。"

宝亭被身边的亲人们深深地感动，感动之后，随之而来的是满满的感恩。

"我爱他们，就像他们爱我一样。如果我不能让自己强大起来，怎么有能力去拥抱这么多的爱，去回馈他们呢，他们都很辛苦，可是没有一个人对我抱怨，我又怎么能用自己的负面情绪去伤害他们呢？"

被感恩之心包裹的宝亭，知道接下来应该怎么做了。她回到卧室轻轻地给老公和孩子盖了盖被子，看着眼前的一大一小，她的眼泪再次流了下来。这一次的眼泪是暖的，她第一次体会到流泪的幸福感。

心中的苦水倒出来之后，宝亭觉得自己充满了能量，她信心满满地制订了下一步的计划。

● 针对晚上休息不好的问题，白天要尽可能地利用宝宝睡觉的时间来补充睡眠，让自己和宝宝作息一致，这样可以最大化地补充体力。

● 将所有可能发生的突发情况所需要的用品准备好，放在手边，不至于临时慌乱，保证有条不紊。

● 利用一切时间多看舒缓情绪的电影和书籍，让生活重新充满乐趣。压力实在太大的时候，就坐下来写一写，和文字倾诉，让自己保持冷静，一般写完就没事了。

● 周末和老公一同带孩子出去游玩，这样既能够让老公参与孩子的成长，又能够培养亲子间的感情，感受家人在一起的温情瞬间。

● 实在太累、太压抑的话，将孩子临时托付给婆婆和其他家人几个小时，自己出去逛街散心，让好心情回归。

● 负能量太多的话，反馈回来的一定也是负能量，所以多和家人表达爱意和感激，对方只有知道被你爱着，才会反过来更多地去爱你。"

宝亭推开键盘，看向窗户，一丝曙光从窗帘缝隙透了进来，新的一天到来了。此刻宝亭特别想和老公分享自己的心情，她知道，她面对生活的勇气又回来了。

凌晨6点钟，天空已经泛起了鱼肚白，回到卧室，一大一小的两个人仍然在熟睡，宝亭轻轻地爬进被窝，她要睡一会儿，新的一天等着她，那是全新的一天，美好的一天。

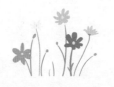

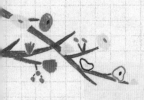

划重点

用写作去感知更高级的感情

　　开始的时候，宝亭因为难过而流泪，中间因为感慨当妈妈不容易而流泪，但是写着写着，她开始因为感动而流泪，因为感恩而流泪。都是眼泪，温度却不同，味道也不同。

　　宝亭用到的方法就是写作疗愈的方法。她没有一直抱怨，也没有把焦点放在眼前的困难上，她看到了画外画——别人的帮扶、一家老小的平安，以及周围满满的爱，这些高级的情绪让她又重燃了对抗困难的勇气。借着写作，宝亭把自己的感情升级了。

那一次，我被感动了

命题作文：现代社会生活节奏快，生活压力大，很多事情我们没注意就过去了。正是这种不经意，让我们失去了很多近距离观察生活的机会。今天，稍微停顿一下儿，想一想你身边的人做过的最让你感动的一件事。以"那一次，我被感动了"为题，写一篇文章，说说到底为什么感动，当时是什么感觉，感动之后带给你什么影响。注意：要把自己感受到的细微之处写出来。

写作创可贴

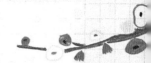

1. 将自己经历的事件按时间顺序写下来，找到束缚自己的几个矛盾点。

2. 理论分析问题出在哪里，并寻找外部情感，逐一击破。

3. 随着写作的深入，感动会转化为感恩，感恩会带给人无限的动力。

4. 保持动力，第一时间找到解决问题的办法，让生活重新充满力量。

一、不开心的成亦

"为什么工作环境这么糟糕？同事之间勾心斗角，互相推诿，我一点也不喜欢这里。"

成亦阴沉着脸，在日志里重重地敲下这一句话。

最近她的心情很不好，刚刚换了一个工作单位，可是没想到这里人际关系非常复杂。虽然她无意卷进任何一个小团体，但是办公室的几大派系总是有意无意地拉拢或者疏远她，这让她很苦恼。成亦很想处理好同事关系，可是越想好好相处，越发现这是一件很难的事。

一口气堵在胸口，她眉头紧锁，打字的速度也快了起来，似乎把这些讨厌的事情写出来，它们就会远离自己。

"这件事让我的心情很差，很希望可以像原来那样无忧无虑，可是每天8小时浸泡在这种环境中，整个人要疯掉了。我没有心情工作，没有心思和朋友开玩笑，看着同事们的面孔，总是会想他们是不是又在背后酝酿什么点子，又很害怕被他们左右拉拢，这样的日子，我一天也不想过了。"

"我也明白，不能让工作的事情影响生活，可控制自己真的很难。有时候，我会后悔自己做的选择，后悔那么冲动放弃上一份工作。有时候，我又会陷入焦虑，不知道这个单位是否还值得再待下去。这种矛盾无时无刻不提醒我，我的工作很糟糕，我的生活很糟糕，我自己也很糟糕。"

"我到底应该怎么办？加入办公室矛盾是我绝对不想做的事情，可现在我已经被它严重影响了。"

正写着，妈妈推门走了进来，将一盘切得整整齐齐的水果摆在她的电脑桌上，温柔地对她说："工作这么忙，吃点水果吧，别太累。"

感受到温暖的成亦再也忍不住，抱着妈妈哭了起来。

二、拯救心情，将快乐写出来

怕妈妈太过担心，成亦决心拯救自己的心情，她试着回忆那些让自己快乐的事，并将它们写下来。

"找到新工作的那天，是这段时间最开心的一天，这让我对未来充满期待。接到录用通知后，我特别兴奋，张罗好朋友们聚餐。那天没有一个人缺席，每一个人都真心对我表示祝贺，有这样一群朋友，我很幸福。"

"上班的第一周，领导就给我安排了一份艰巨的任务。我有些受宠若惊，但更怕自己不能胜任。可领导说，他看过我的履历，认为我经验丰富，在面试中我的表现也非常优异，他信任我。这种认可让我很欣慰。"

"和我一同进来的女孩，坐在我的对面，每次办公室矛盾爆发时，她都会给我一个鼓励的眼神，我们就像是一个战壕的战友，彼此抱团取暖，让我觉得这里并没有那么冰冷。"

还有什么呢?

"对了，那天刘大姐过来拉拢我，让我和他们一起写封联名告状信，我没有同意，刘大姐翻着白眼就走了。她翻眼的样子好像一个精神病患者，当时我差点没憋住而笑出来。现在想起来还觉得好笑，这大概是最近最好玩的一件事了。"

"对了，还有最近看过的一个电影，说一个胖女人当特工的故事。那个胖女人各种倒霉，但她硬是凭着彪悍的性格，一路打怪升级，最后真的把坏蛋给干掉了。当时在电影院看的时候，我的眼泪都笑出来了。笑完之后发现好解压啊，一晚上都特别轻松。"

写到这，成亦似乎发现了问题的症结，那就是太把注意力拘泥在工作上了。从工作中跳出来，其实生活中还有很多开心的事的，只不过她一时忘了去注意。

她决定再去多想一些生活中开心的事，并把它们全部记录下来。

三、建一座储蓄快乐的"开心银行"

"我差点忘记了，上周和闺蜜去逛街，在鞋店试鞋的时候，发现她居然马虎到穿了两只不一样的袜子，我们对着哈哈大笑，笑得肚子都疼了。"

"还有，爸爸居然比妈妈提前进入了更年期，每天都焦躁得不得了，一会儿嫌弃妈妈干活慢，一会儿说没有人照顾他。最好笑的就是有一天吃过晚饭，爸爸居然像小孩子一样躺在床上要脾气，非要妈妈给他买一个新的刮胡刀。妈妈又气又笑，说爸爸是一个老小孩。"

成亦脑海里想着爸爸在床上要赖的画面，"扑哧"一声笑了出来。

"前几天男友给我讲了一个笑话，说吃什么会变丑，我说吃烧烤，他说正确答案是藕。因为chi ou（拼音）是'丑'。真是好冷好冷的笑话。"

"隔壁张大姐家的二宝，真是个戏精，昨天在电梯里抱着妈妈的大腿要玩具，又是扮小猪佩奇，又是扮天线宝宝，有这么个孩子，妈妈也真是够累的。"

这一招真的很有效，快乐原来是可以积累的。成亦每想起一件开心的事就好像往自己开心账户里存了一笔钱，这些开心的经历就像一笔笔的财富，看着财富越积越多，她突然觉得自己变得很幸福。

"那干脆这个文件夹就叫'开心银行'好了，以后不管遇到开心还是不开心，都往这个银行里存'一笔钱'，开心的时候要存，不开心的时候更要存。因为'存钱'的过程比看到账户里的真钱还要开心。"

她数了一下，今天这篇文章里写了9个故事，相当于存了9笔钱。加上起名字这1笔，正好是10笔。

"难怪人家说，笑是疗愈一切的良药，果然很有效。不过真怕这样傻笑脸上会长皱纹。"

成亦写到这，还真的拿起镜子看了看。镜子中的自己一改过去的愁眉苦脸。

"嗯，笑一笑，十年少，以后啊，我还真的要多笑笑。即便心里不开心，也要用文字去写那些曾经开心的事。"

成亦又想起"开心银行"这个名字，她从心里感到满意。

"原来一个人不但要有财务账户，还要有一个情绪账户。以前只会透支，完全是负资产，难怪自己会不开心。现在我要看给自己建个开心银行，把开心的事都储蓄进去，让它们在里头每天钱滚钱，月月拿利息。"

写到这，成亦突然想到手机上经常看到的理财广告，"每天钱滚钱，月月拿利息"，她想到理财广告里夸张的语调，再对照一下自己，又笑了。

成亦发现自己很久没有这么开心过了，每一件小事，都能让她笑个不停，写到最后，她甚至忘了，自己是因为什么才开始写这篇日志的。

"本来这应该是一篇压抑的文章，可没想到写到最后，居然这么充满欢乐。这种感觉让我非常安心和幸福，感觉自己被快乐包围。是的，我不应该被单位那些负能量的事情所干扰，我最应该做好的，就是将本职工作认真完成，然后多给自己找点快乐。"

她笃定地打下这些字，缓缓地闭上了眼睛，回味着刚才记录的每一件事，再一次忍不住笑出了声。早知道这样，她应该早些把它们都挖掘出来，何苦让烦恼困扰了自己这么久。她接着写。

"笑，真是一件好东西，无论是开怀大笑，还是微微一笑，都可以将烦恼赶走。这个时候，你就会知道自己有多脆弱，怎么会为那样的小事去烦心。写作不仅让我心情回归平静，还让我找到那些遗失掉的快乐。从现在开始，我不会再错过每一件愉悦的事，让那些讨厌的烦恼，都从脑海里消失吧。"

文章写完了，成亦抓起盘子里最后一块水果，心满意足地吃掉。她起身端着空盘子走出卧室，她想马上去告诉妈妈，她现在不难过了，也不烦恼了，她找到了让自己快乐的方法。只有先让自己快乐起来，才能赶跑那个讨厌的烦恼。

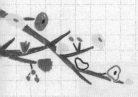

划重点 让自己的账户上总有"快乐余额"

成亦是怎么从不开心变成心满意足的呢？方法很简单，那就是"笑"。笑能解忧，笑是坏情绪的天敌，笑是疗愈不开心最有效的办法，笑是很多心理问题的解药。

很多人靠看电影、听笑话逗自己发笑，而成亦靠的是写作。她发现自己身边就有很多好笑的事，只是平时不注意，使这些素材一个个溜走了。她建立了属于自己的"开心银行"，把开心的素材都储蓄在里面，每次不开心的时候就用一点，而且一边用一边存更多，让自己的开心银行里总有"快乐余额"。

用这种写作疗愈的方法，成亦治好了自己的不开心，也拯救了自己的坏情绪。

一想到他（她），我就开心

不快乐可以积累，比如有的人会把自己遇到的不开心的事都串联起来，越想越不快乐。而快乐更是可以积累的，把正在经历的快乐记录下来，或者回忆过去发生的一件件快乐的事，这些都能给你的情绪带来正向、积极的影响。

想一想让你开心的事都有哪些，它们有什么共同点？以"一想到他（她），我就开心"为题写一篇文章，记录那些能让你开心的人和事。

写作创可贴

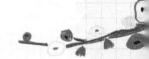

1. 展示问题，直面自己的烦恼。

2. 突破束缚，通过所看、所听、所想，从整个生活环境多角度挖掘快乐的事情。

3. 不断地问自己，还有更快乐的事吗？不断记录，写到自己忘掉烦恼为止。

疗愈
加油站

写作疗愈是调整情绪的好帮手

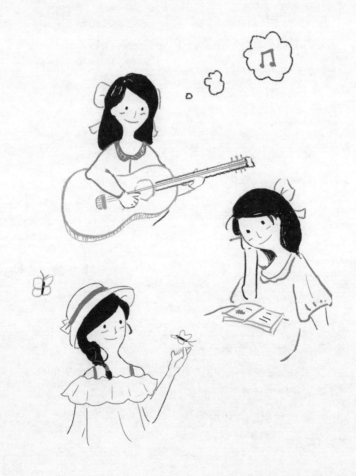

心理学小课堂

一、什么是情绪

简单来讲，情绪是一种对待客观事物和自身关系的反应，它由人的认知和意识过程决定，是一种心理活动，以个人的愿望和需求为核心。

人的情绪包括快乐、悲伤、希望、失望、幸福、冷漠、愤怒、恐惧、焦虑等。这些情绪又分为两大类：积极情绪和消极情绪。积极情绪是能够带给人希望和动力的情绪，它可以转化为较强的行动力，促进人发挥更大的优势，挖掘更深的价值，让人产生幸福感。消极情绪也叫负面情绪。在心理学中，负面情绪是由于客观事物或者情境不符合主体的愿望和需要时所产生的消极否定的情绪。负面情绪会引发一定的消极外部表现和行为，会抑制个体的发展，阻碍成长进步，甚至危害健康。

二、产生负面情绪的原因有哪些

负面情绪的产生主要有以下几个原因。

（1）压力。个体遭受到超负荷或者违背个性的压力。

（2）变故。当个体突然遭受到不愿面对的变故时，会带来很强大的负面情绪。

（3）与预期的落差。当个体树立的目标久未达成，或者实际与期望相差甚远，会使个体充满矛盾感，从而带来强烈的焦虑和忧郁。

（4）阻碍。个体在成长的过程中会遇到无数的阻碍，有的人意志力较为强大，会将阻碍视为挑战，从而征服阻碍。有的人意志力薄弱，容易被阻碍禁锢住思想和手脚，产生畏缩心理，从而造成对自我否定。

三、如何通过写作调整负面情绪

本章中的4个故事，以悲观、不安、失望、伤心4个情绪为例，介绍通过写作调整负面情绪的办法。当我们产生负面情绪时，应当及时并积极地进行调整，以防负面情绪带来更大的危害。要保持乐观，从而挖掘生活中实际存在却常被忽略的幸福。

（1）回归冷静。当个体沉浸在负面情绪时，就好像给自己戴上了一副有色眼镜，看什么都会变色。这时候再去处理问题，很可能就不冷静，甚至做出不理智的行为。

写作提供了一个重新审视事态的机会，在写的过程中，你必须再次回到事件本身。在将事情陈述出来的过程中，你会发现有些印象可能并不是事实，而是你的演绎，这样你就能区别事实和想象，就有利于问题的解决。

　　（2）再现记忆。人的感知过程，也是信息提取的过程，因为个体情绪受经验和环境等因素影响，有时大脑会被某种信息所占据，从而诱发联想，产生并不存在的认知。及时回忆梳理，是让记忆再现的一种方式。通过记忆再现，可以抓住自己之前遗失掉或者未能注意到的事件，从而找到引起困扰的根本原因，达到解除苦恼的目的。

　　（3）正向激励。生活中我们会产生各种各样的情绪，如高兴的、悲伤的、欢快的、忧虑的，每种情绪会带给我们不同的能量，如开心的时候，感觉整个人活力焕发，干什么都特别有劲。让外部积极事物刺激作用于个人的内心，引发正面情绪，产生幸福感、满足感。

　　通过写作发现自己的更多面，就会逐渐忽略某一方面的满足感缺失，重新找回快乐的情绪。

　　目前的这种状态已经持续两三个月了，我不知道自己为何如此焦虑，是因为工作完不成吗？还是孩子小升初的压力？这种坏情绪让我提不起精神，今天我要好好看看到底是怎么回事。（请在后面续写下去）＿＿＿＿＿＿＿＿＿＿＿

＿＿＿＿＿＿＿＿＿＿＿＿＿＿＿＿＿＿＿＿＿＿＿＿＿＿＿＿＿＿

＿＿＿＿＿＿＿＿＿＿＿＿＿＿＿＿＿＿＿＿＿＿＿＿＿＿＿＿＿＿

＿＿＿＿＿＿＿＿＿＿＿＿＿＿＿＿＿＿＿＿＿＿＿＿＿＿＿＿＿＿

＿＿＿＿＿＿＿＿＿＿＿＿＿＿＿＿＿＿＿＿＿＿＿＿＿＿＿＿＿＿

＿＿＿＿＿＿＿＿＿＿＿＿＿＿＿＿＿＿＿＿＿＿＿＿＿＿＿＿＿＿

＿＿＿＿＿＿＿＿＿＿＿＿＿＿＿＿＿＿＿＿＿＿＿＿＿＿＿＿＿＿

＿＿＿＿＿＿＿＿＿＿＿＿＿＿＿＿＿＿＿＿＿＿＿＿＿＿＿＿＿＿

＿＿＿＿＿＿＿＿＿＿＿＿＿＿＿＿＿＿＿＿＿＿＿＿＿＿＿＿＿＿

写作提示

1. 把情绪倾诉出来，文字是最安全的。

2. 情绪释放之后，要找到坏情绪背后的原因。找到造成情绪困扰的原因，才能一劳永逸解决坏情绪问题。

3. 对抗坏情绪最有效的方法不是劝自己"想开点"，而是真正找到解决的办法。

4. 心怀希望，放眼未来，才能满怀信心地对抗外界的困难。

第 6 章

大部分人只关注自己——关注自己的身体，关注自己的情绪，关注自己的问题等。有的时候，抬起头看看，外面有更好的风景。写作可以帮助你发现更美的风景。

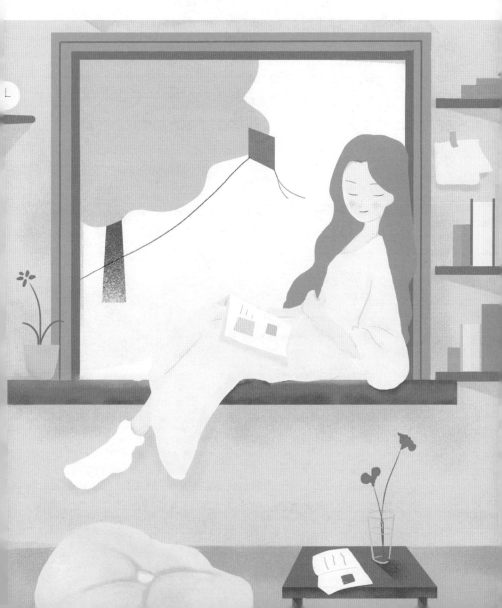

第 **6** 章

用写作疗愈
发现更美的人生风景

当我们遇到问题时，很多人最希望得到的是别人对自己的关注，但往往关注自己的只有自己而已。只有很少的人能够主动走出自我漩涡，因为把视线从自己身上移开并投到身边的人和事物上，是一个很难的心理抗争过程。

> **第一节 做生活的有心人，发现更多乐趣**

一、被催婚的小尼

小尼冲着电话咆哮："你们到底有完没完了，我都快被你们逼疯了！"她把电话重重地摔到床上，失声痛哭起来。

年关将至，其他人想到的是什么时候发年终奖，而对小尼来说，想到又要被家人催婚，整个人都要崩溃了。

小尼今年33岁，因为各种原因，到现在还是单身一个人。家人自然特别关心她的婚姻问题，33岁的她在她们那个县城已经算得上老姑娘了。

小尼也想结婚。一个人生活挺难的，连修马桶、换灯泡这种事都没人帮忙，她难道就不想找到个可以依靠的另一半吗？但她身边的人，要么是胆小懦弱的小男生，要么就是花言巧语的油腻中年大叔，她多期望能遇到个正常的人，好好地谈段恋爱。

可就这么个简单的要求，对她来说简直是个奢望，而且父母完全不能理解她的选择。父母觉得只要是个男的、能过日子就行，有什么好挑的，所以从开始的催促变成后来的威胁，这一次干脆直接把小尼狠狠骂了一顿。

马上过年了，人家都是团圆欢乐，想想自己，小尼的眼泪又落了下来。

二、用写作转移注意力

小尼有个习惯，心烦的时候，或者遇到解决不了的问题的时候，她总习惯把想法写下来。这一次也不例外，她擦干眼泪，打开了电脑，在文档里写下了一行字。

"今天是最不开心的一天……"

她大概都能预测到下面的内容——她会把自己跟母亲的争执

重新写一遍。不是她不想找，是真的找不到，而且自己也没法跟老家的男人结婚，因为她没打算回老家，也不打算两地分居。另外，她的身体没毛病，精神也没问题，只是大城市想找个合适的人结婚真的很难。而且也和家人说了无数遍，没有合适的人就继续等，着急也没有用。她会利用这段时间好好学习、好好锻炼，既然找不到更好的人，就让自己变成更好的人。

也就是这句"让自己变成更好的人"彻底引爆了母女的战争。母亲还是老思想，她觉得小尼之所以单身，主要就是太优秀。在她的观念里，太优秀的女人没人敢娶。

小尼快速地把这些事情在脑海里过了一遍，她觉得很难受。平时遇见的问题只要写出来，稍加分析就能解决，但是结婚的问题不是她想明白就能解决的，而且家人的态度实在不可理喻。现在来看，最明智的选择就是想点别的，不要再去想这道没有答案的题目。

她决定换一种思维，今天不写结婚了，也不写自己了，这个世界上除了自己这点烦心事，难道就没有别的什么可以关注了吗？

三、生活是最棒的写作素材库

这段时间，小尼的时间和精力都被婚恋这个话题绑架了。她还真没想过还有什么别的东西可以写。她起身去翻日历，想看看最近有什么可以作为写作的话题，突然，她看到日历上赫然印着两个字：春分。

"哦，原来都已经要到春天了，可怎么还是觉得这么冷呢？"小尼站起身走到窗前，拉开窗帘，她看到小区花园里的树，干枯的枝丫上仿佛多了点儿绿色，那是嫩嫩的芽，春天好像真的已经来了。

小尼好像突然有了些灵感，她赶紧回到电脑前，手指上下翻飞，快速写出一段略带忧伤的文字。

"这是一个早春的周末，北京的阴霾已经持续一两个星期了，说不上来这是阴天还是多云，因为大家都知道，这灰蒙蒙的一片既不是云也不是雾。虽是初春，风已经不太寒，阳光努力地透过混沌，照在还没有发芽的树枝上。俗话说'七九河开，八九雁来'，实际虽然并不如此欢快，但看看日历，我知道春天还是来了。"

这个春天的确来得很突然，或者说在小尼的印象里，这个春天还是一片空白。天气阴沉，小尼的心情和文字也都有点阴沉，她试着回想，过去的33个春天，难道就没有什么事在她的记忆里留下过痕迹吗？

"记得有一年，冬末春初，大概也是这个时候，也是这样灰蒙蒙的天气，我跟着一帮朋友去爬香山。回来的路上，在停车场看到一个老婆婆在拉手风琴。她的脚边摆着一个小桶，很多路过的人会投一点零钱进去，看样子她应该是卖艺的。"

小尼小时候也学过手风琴，在她的印象里，手风琴是一个非常传统的乐器。在战争年代，单单一台手风琴就可以撑起一台节目，可以代替一个交响乐团。思绪飞得太远了，她拉回来，继续写当天的情景。

"这个老婆婆就坐在那里，任人潮把她淹没。在我跟她交汇的瞬间，我听到她在拉着我熟悉的旋律。我在心里小声应和着唱出歌词：'春天在哪里呀？春天在哪里？春天在那青翠的山林里，这里有红花呀，这里有绿草，还有那会唱歌的小黄鹂……'"

这首歌很多人都会唱，名字叫《春天在哪里》。春天在哪里啊，春天在哪里，小尼忍不住又在心里哼出歌词。熟悉的旋律勾起了她童年的记忆，好像也温暖了她刚刚经历过寒冬的心。

"老婆婆心里的春天，透过这个饱含历史感的乐器，轻轻地在公园的步道上流淌。我不知道这一刻有多少人听见这发自内心的喜悦，仿佛春天所有的风景和色彩，都在她的周围鲜活起来。"

当时一起玩的几个朋友都看到了这个老婆婆，但只有小尼走过去投钱。小尼记得非常清楚，当她走近后，才发现这个老婆婆原来是个盲人。

小尼提议让大家多待一会儿陪陪老婆婆，但大家显然都没有耐心，而且同行的一个男士还跟小尼说："这种街边卖艺的，很多都是犯罪团伙，他们故意装可怜博取同情，千万别上当。"当时小尼就白了他一眼，她觉得这种男人真的是冷血而且无趣，自己就是一辈子单身也不要跟这样的人结婚。

"有人说老婆婆可怜，这么冷还出来卖艺；有人说老婆婆是受人控制的犯罪团伙，是出来骗钱的，可在我看来，她只是在做一件很普通的事，可能这件事凑巧能感染一些相似的人。这个世界上有很多事情是无法用语言解释的，也不是靠分析就可以得出结论的，也许就只是这一刻的感受，你懂，我懂，不用说话，就已经彼此了解，所以根本不用顾忌外人的评价。"

当写下"不用顾忌外人评价"这8个字的时候，小尼的心里微微一震，她知道她在说自己。她很巧妙地用写别人的文字疗愈自己，这种感觉很舒服。

"春天在哪里，春天在哪里？春天在一个眼盲的老婆婆的手风琴里，在一些行走的心情里，在音乐里，在回忆里，在对生活的热情里，在世事洞察的智慧里，在悲天悯人的感动里……你怎么知道盲婆婆的眼里看不到春天，也许她比我们每个人看得都更清楚、更真切。"

写到动情处，小尼的眼眶有点湿润。她想到了那个卖艺的盲婆婆，想到那段欢快的音乐，她被音乐的张扬所感动，被在春天里生发的生命力所感动。

"心中有春天，眼盲的人也能看到阳光，老婆婆用音乐提醒大家春天已至。春天在哪里？春天在那青翠的山林里，春天在那湖水的倒影里，春天在那小朋友的眼睛里，春天在我们每个人渴望真诚的心田里。"

写下最后一个句号，小尼感觉到一种彻底的解脱。是的，春天已经来了，她想要等的春天一定会来，不管多远，她一定能等到。

吃完午饭，小尼顺手把文章发到微博上，她没想太多。中午一觉醒来，发现微博里有100多条留言和好几十封私信。

有的留言是夸小尼这篇文章的文笔，"写得真好""太有感觉了""真是大才女"；有的说自己受了感动，"感谢你让我意识到春天来了""好温暖""谢谢盲婆婆""正单曲循环《春天在哪里》100遍"，也有的人表达跟小尼过去一样的困惑，"羡慕你，我现在就看不到自己的春天""好想再回到童年""希望冬天赶快远离我"。

小尼一条条看着留言，她的感觉越来越复杂，她发现，好多人跟自己一样，正纠结在某件没有答案的事里走不出来。她想告诉其他人，其实走出来的办法很简单，就是多关注外面的世界，不要把注意力都放在自己身上。

说干就干，小尼又发了第二条微博。

"不知道你是否跟我一样正遭遇不开心？其实解救自己的办法很简单，我们把眼光从自己身上挪开，往外看，现在就往外看。外面的世界有很多人，外面的世界真的很可爱。我打算发起一个'一件小事'写作计划。如果你也希望自己能更开心，那么就一起来参与这个话题，写一写每天经历的一件小事。不管多小，只要对你有意义，你都可以写。我保准你在写的过程中会开心，而且说不定写完之后，你的故事也能带给别人开心。何不试一试？"

只半天时间，小尼就收到很多留言和回复。有人写了捡了流浪猫的故事；有人写了跟骗子周旋的故事；还有人说自己教会了母亲写作，母亲忙于写作再也不催自己结婚了。小尼边看边笑，教母亲写作这个，她觉得自己也可以试试。

最好玩的故事是有个人说那天他也在香山，也遇见了这个盲婆婆。他跟小尼一样，也被这首歌深深打动。当时他还留了这个盲婆婆的联系方式，他想帮盲婆婆举办"春天来了"音乐会。还想请小尼跟自己一起张罗这件事。

"春天来了"音乐会？小尼一边想着怎么还有比自己更不靠谱的人，一边点开了这个留言者的微博。微博头像照片里是一个抱着小提琴的帅小伙，微博第一篇文章竟然是《过年又要被催婚，这可怎么办才好》……

小尼把头转向窗外，傍晚，雾霾好像渐渐散去了，夕阳把天空映成亮黄色，真的好美呀！

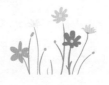

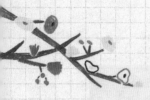

划重点

转个角度天地宽

- -

　　小尼被家人催婚，这让她不胜其扰。因为结婚不是靠自己努力就行的，还需要缘分，也需要时间。小尼不希望为了结婚而结婚，既然合适的人还没到，那不如先把注意力放到其他地方。

　　她找到了写作这个办法，写作让她从烦心事中暂时脱离出来。在写作中，她的情感得到升华，而且通过写作，她还结交了更多志同道合的朋友，更让她意外的是，这里面可能还藏着奇妙的缘分。

一件小事中的大道理

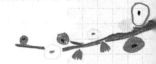

很多人写作只会一种模式，叫"自我模式"，每篇文章第一个字就是"我"——我干了什么事，我如何如何。"自我模式"便于叙事，也便于审视自己的问题，但却不利于观察到更多外在事物。现在可以试着跳出自我，看看周围发生了什么。请以"一件小事"为题写一篇文章，注意从小事情中观察出大道理。

写作创可贴

1. 完全避开目前正面临的问题，刻意去想一件无关的事情。
2. 沉醉在对这件事情的叙述里，可以在叙述中加入自己的评价。
3. 通过专注描述一件事让自己的注意力转移。
4. 通过评论和抒发感受，间接地排解情绪。

第二节 回忆，是带着翅膀的天使

一、错过买房时机的陈思

陈思又和老婆大吵了一架，原因特别简单，房子，房子，还是房子。

陈思想发火，又不知道冲谁发，他站在租住的小房子里，感觉到愤怒中一阵彻骨的心寒。他突然用劲拽自己的头发，自言自语道："这是什么鬼世道，真是要把人逼疯啊！"

他瞄见了桌子上的笔记本电脑，他想把它给摔了，要不是刚刚上网查房价走势，两口子还不会有这么大的争吵。可这跟电脑有什么关系呢？他带着怒气坐下来，他要把自己的愤怒写下来，再没有个发泄的地方，感觉自己就要原地爆炸了。

"5年前，那会刚来北京，房价15000元/平方米。当时网上说这个价格不正常，要回落，自己就信了。想着降到1万以内就出手。没见降价，直接涨到3万，老婆催着赶紧买，我想着有涨必有跌，不可能一直涨吧。再说，3万元/平方米真是买不起。现在可倒好，直接涨到了8万元/平方米，就是把我杀了也买不起啊。"

"错过了买房子能怪我吗？我们俩都是工薪阶层，又刚有了孩子，什么都要花钱。家里头老人虽然不需要我们贴补，但我也不忍心啃他们的'棺材本'。本来想着再努力努力就够了，可谁知道……"

把这些苦水倒出来，陈思的情绪也稍微平静了些。是的，不怪老婆着急，本来是有可能买的，后来是争取一下就能买的，现在是根本买不起，这种变化放在谁身上，谁都着急。

"可是又能怎么办呢？我们都已经很努力了。我的这个工作，旱涝保收，但一个月就那么几千块钱。老婆在学校当老师，过去还能有个补课收入，现在不允许老师补课了，这部分收入也被切断了。我现在每天晚上出去代驾，满打满算一个月能多挣两千块钱，可有什么用呢？根本于事无补。"

写到这，陈思重重地捶了一下桌子。他环顾了四周，自己的小破出租房，真是家徒四壁，40平方米里挤了3个人，也真是难为一家人了。而且房东最近又要涨房租，房租涨了就更攒不下来钱了。

"今天房东说要涨租金。老婆就又开始抱怨，说租金比供房还贵，所以这才上网查房价，才有了后来的争吵。哎！真是一步错步步错。"

问题没有解决，陈思更加烦躁，这些事早就想过八百遍了，干嘛又写下来烦自己呢？陈思一气之下把刚写的东西全删了。他再次低下头，紧锁眉头，用力抓自己的头发，他多么希望这一切都是梦，醒来之后都可以重来。

二、回忆，找到心灵的慰藉

抬起头，陈思的目光落在桌上的相框上，那是他跟老婆在老家结婚时的照片。

其实他们在老家有套房子，当时说为了小孩的教育问题，两个人才当了"北漂"，没想到北漂这么不容易。

陈思重新打开电脑，他突然有点感触，他想写写自己的家乡。现实的焦躁反而让他在写家乡的时候变得冷静，他在第一段中这样写道。

"我住在一个不大不小的城市，地处中原，没有什么优雅奇特的历史。我小的时候，爸妈生活都很忙，白天的时候我就待在姥姥姥爷家。姥爷过去是个铁匠，后来开了个小店铺，卖衣服和杂货。我每天就待在店铺的长条凳上，听来往的人带来各种各样的故事。饿了就去街上买些小吃，所以我熟悉街上每一家的小吃。困了就躺在条凳上睡觉。"

想到家，陈思的心好像变得柔软起来。家里的好吃的，家里的亲人，温暖的被窝，这一切都像潮水般涌上心头。

"直到去外地上学之前我都住在平房里，可以看见树、地上的蚂蚁和落下来的树叶。早晨呼呼的风可以吹进来，晚上出了门在院子里就可以看见星星。关于平房印象最深的是夏天的雨，淋了雨，跑回家擦干身上躲在被窝里，浑身透着温暖。这是关于家的印象，也因为是小时候的记忆，故而显得珍贵。"

家乡没有北京这么大，但是亲切朴实。陈思想到了自己的童年，那时候家里很穷，比现在穷多了，但是好像那时候的人心思单纯，比较安逸。他顺着这个思路继续往下写。

"家乡是个小城市，几条公交线路就贯穿了整个城市的主要街道。我每天步行上学，于是练就了好的脚力，倒是长大了在陌生的城市读书、工作，反而要经常借助于公交车和地铁。那时候我很羡慕骑车的同学，觉得他们特别神气。后来自己也有了一辆自行车。我家离学校非常近，其实是没有必要骑车上、下学的。即便这样，我还是试着骑过一两次。放了学去车棚找到自己的自行车，加入到自行车洪流中时，心里满是自豪。"

写到这里，陈思觉得很恍惚，他好像暂时忘记了刚刚发生的一切，忘记了8万元/平方米的房子和马上要涨的房租。他想着索性就给自己放个假，好好借助文字神游一番。

"有时候我在想经济竞争没有太激烈的时候，是不是人也会比较闲散。我记得那时候的百货商店，大多是大理石或者水磨石的地面，亮亮的，映得出人影，但是却没有什么人。我们经常会在这些地方玩，顺便蹭着看看最新的但是大人却不会给买的玩具或学习用品。比如变形金刚或者印着小虎队头像的笔记本。曾经有一段时间我还很痴迷柜台里的双截棍，发誓一定要攒钱买一个。那时候的商品总是规规矩矩地卧在柜台里，亲切但是因为隔着玻璃而拒人于千里之外，小孩子也没有勇气让售货员阿姨拿出来给看一下，只能眼巴巴地一遍遍装作路过的样子，偷偷地瞄上一眼。"

"小城市可以玩的东西很多。盖房子用的沙子堆、石子堆就是小朋友的'宝藏山'。圆的石子可以玩抓石子，有闪亮颗粒的石子可以收藏，但小朋友的收藏一般不会超过半个月，就不知宝贝去哪儿了。在没有被工人过筛的沙子堆中，经常能找到贝壳，这对生活在内地的孩子来说，是相当宝贝的。即使是一块立着的木头，摆好的砖头堆也都可以玩，不外乎是爬到上面，然后勇敢地跳下来，再爬上去，再跳下来，直到累得爬不动。再就是弹玻璃球、滚铁环、拍画片，这些都是满地爬的户外运动，除了有点不卫生之外，没有什么别的缺点，至少对于那个玩具稀缺的年代而言，这种乐趣是不可代替的。"

写到这里，陈思想到了自己刚刚5岁的孩子。孩子跟他们挤在这个出租房里，平时除了上幼儿园和辅导班，好像真的没什么乐趣可言。他很想陪着孩子一起玩耍、游戏，但每天除了忙工作，就是搞代驾，陪伴孩子的时间并不是很多。今天好不容易趁着孩子去辅导班，两口子还"抓紧时间"吵了一架，想到这里，陈思的心又被扎了一下。

儿子马上就要回来了，他也要给老婆打个电话问问她去哪了。他想着赶紧给文章结个尾。房子买不起，一家人还是要好好的，只要能在一起，办法总是会有的。大不了回老家，爷爷奶奶可想孙子了。

三、写作，积蓄从头再来的力量

还有一些时间，陈思想给老婆写一封信。有些话说出来太苍白，或许写给她会更好。

"亲爱的老婆大人，刚刚你摔门出去之后，我又不自觉地陷入纠结，买房问题成为咱俩生活中的大难题。我知道思考这个问题也只是徒增烦恼，我根本想不出答案。

不过，我在想到底有没有比房子更重要的事。这几年我们拼死拼活，我们到底收获了什么呢？我们的孩子也一天天长大，他的童年会留下什么？他会快乐吗？

我跟你说这些并不是为了逃避买房的压力，而是希望咱们能想起来北京的初心。当初咱们放弃家里的安逸，是为了趁年轻搏一把，是为了给孩子创造更好的学习和生活环境。现在看起来，我们和孩子都不太开心。这不只是因为房子，根本的原因是因为我们的工作、生活都没有如预期那样顺利。

从下个月开始，我想利用业余时间投投稿。我认识的一些朋友，有的运营公众号，有的写作出书，一年收入几十万元。我也想试试，写作是我的爱好，即使不能赚很多钱，也会让我开心。

还有你一直想学的手工皮具制作，想学你就去学吧，咱们也不缺那几千块钱。学完之后，如果你愿意搞个工作室我也支持你。一辈子很短，我们应该为自己做点事，不是吗？如果牺牲一辈子的快乐、幸福只换回一套房，到老了，我们一定会觉得不值。

至于孩子，他对现在的辅导班没啥兴趣。我看过他的作文，他随我，文笔不错，也爱写。如果你也同意，我就多教教他写作，让他把这个爱好变成一个特长，未来应该有挺多机会的。

老婆，房子的事你就别发愁了，我们尽量努力。咱买不起大的就买小的，再不行咱们买郊区的。房子不就是一个窝吗？想想咱们小时候，家里多简陋，连这个出租屋都不如，可一家三代挤在一起，不也挺好的吗？而且咱们也并不是没有退路。我朋友老李，在老家开办了个培训学校，一直想让我回去当副校长，年薪30万，比在北京都高。老家的房子才6000元/平方米，咱们回去就能买别墅了。我也想通了，现在各地都有很多机会，不一定非拴在北京，你说是吗？

随信附上咱们在老家结婚时的照片，你还记得那时候吗？咱们这周末带着孩子回去一趟吧，带他走走那些老街，看看那些还没拆的老房子，吃一吃咱们那里的特色小吃……在外地咱们是一片浮萍，在老家，咱们可是根深叶茂的大树啊！"

写完信，陈思特意找了个打印店打印出来，他把信连着照片塞在一个信封里，他要给老婆一个惊喜。

生活本来就不容易，更可怕的是两个人互相折磨。陈思是一家之主，更要肩负起调节家庭氛围的使命，他要带头把这个家经营得越来越好。陈思想到一个好方法——以后每周给自己写封信，用美好的回忆给自己打气。然后每周给老婆也写一封信，用自己擅长的文字，给她点温暖和感动。

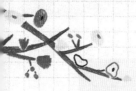

划重点

只有珍惜过往，才能活在当下

- -

陈思错过了买房的好时机，现在再想买，已经买不起了。如果他一直纠结于这个问题，只能陷入"死循环"——他和太太因为房子的问题反复争吵，这会给他们带来更大的压力，也会给他们带来更多的苦恼。

其实，生活远不只有房子这一个关注点。陈思想到了自己的童年，想到了以前无忧无虑的时光。看似想这些并不会对买房子有什么帮助，但陈思借由文字重新反思了生活的意义。如果只是想要更好的生活，当下更应该做的是利用现有条件、珍惜现在。敢问路在何方，路就在脚下。

写作疗愈练习22

回忆童年的故事

　　每个人都有自己的童年，不管是开心的、不开心的，顺利的、艰难的，它都是你成长路上的必经之路。请以"我的小时候"为题，写一篇文章，回忆一下自己的童年，看看时隔这么多年，再去看它会有什么不同。

写作创可贴

　　1. 将面临的疑问和困惑写下来，找到困扰自己的原因。

　　2. 通过回忆事情发生的每一个经过，找到困扰自己的根本原因。

　　3. 以第三人称，塑造一个直面自己的故事，坦然面对自身的不足。

　　4. 逐一写出解决办法，和过去的自己和解，缓解焦虑，强化行动。

写作疗愈
用写作赶走焦虑、拖延、坏情绪

一、一言不合就开始写的宇飞

"如何才能改变这种一眼看到头的生活？"

宇飞坐在办公桌前，厌烦地把几张文件丢开。这会儿是午休时间，他却因为烦躁无心休息。他打开文档，习惯性地用文字问了自己一个问题。

来到这家事业单位5年了，他依然做着和5年前一样的工作，工资涨了几百块，但晋升遥遥无期。幸好他还有写作这个爱好，无论是快乐还是伤心，宇飞都会抓住一切机会在文字里诉说。

"每天都重复着同样的事情，朝九晚五，工资不会有太大的变化，职位不会有太明显的变动，每天就像混日子一样。我才30岁，难道就要在这里等待退休的那一天吗？"

写到这里，他抬头看了眼对面的张阿姨。张阿姨明年就要退休了，她在这个单位工作了30年，退休时的工资没有比自己高多少。但张阿姨无所谓，她现在正数着手指头倒计时。张阿姨和宇飞说得最多的话就是："这工作啊，做什么不是做？有钱拿，有饭吃就行了。"

宇飞本想和张阿姨聊一聊，想想还是算了，他又低头继续写。

"看到张阿姨的状态，我仿佛看到了我的未来，几十年弹指一挥间，就像从来没有来过。不，这不是我想要的。曾经在学生时代，我也梦想过可以有一番作为，赚到可以改变我生活的钱，去我无比渴望的地方。没想到才5年的时间，这么快就磨没了我的热情和梦想。"

"5年来，我的工资仅能维持自己每月的生活，很难有太多的存款。甚至成了家有了宝宝，时不时还需要长辈的接济。这几年为了省钱，连旅行的想法都被自己扼杀了。"

"如果说事业上能够有所期待，那现在的状态也并不是一无是处。但是很显然，在这样的单位，想晋升并没有那么简单。也许……"宇飞想到了但不敢写出来，也许他会和张阿姨的路一模一样。

"未来基本上已经定型了，我现在到底应该怎么办？"

宇飞又问了自己一个问题，这个问题和第一个问题一样，让他不知如何回答。

二、写故事，写下的是对自己的期待

一时想不出答案的宇飞，失落地关掉文档。他打开了另一个文件夹，那里面存放着这些年写过的小故事。宇飞喜欢写故事，特别是冒险的故事。

昨天有一篇未完成，宇飞打开，接着昨天的情节继续构思。

写故事能让他暂时忘掉烦恼。

"阿拉为了帮助深爱的魔兔找到返回家族的彩石，他毅然决然地走出生活了20年的村庄，顺着魔兔手指的方向，去帮她找寻彩石的下落。"

"可没想到，迈出村庄的第一步就是巨大的挑战。因为魔兔指示的方向是村庄的东北方，这是一片禁忌之地。从记事起，他就被反复告诫，这个方向绝对不能来。他从来不知道这里有什么。但这一次，阿拉管不了那么多了，因为如果找不到彩石，不能帮助魔兔返回家族，魔兔的灵魂就会渐渐消散，永远也回不来了。"

这一刻，宇飞完全融入这个虚构的故事里，他的脑海里有着非常清晰的画面，好像这个村庄真的就是他曾经去过的一个地方，而主人公阿拉就像动画片里的人物一样栩栩如生。他不敢停留，接着往下写。

"阿拉对自己说：'亲爱的阿拉，你在这里生活了20年，从未看过外面的一草一木，现在你肩负使命，不能不迈出这一步。如果不去，你可能会平安地生活下去，但是你的心，会随着魔兔的消失而死亡。如果你去，即便前面是魔兔的世界，让你再也无法回来，但你终将没有遗憾。'"

"几天之后，阿拉来到了那一片禁地。眼前是黑压压的森林，几人粗的树木相互纠缠，分不清彼此。往森林深处望去，一片黑色的雾气笼罩着诡异和恐惧。阿拉深呼一口气，坚定地迎着那未知的方向走去，在他的身后，那个宁静祥和的小村庄，仿佛在对他说：'阿拉，你一定会成功的。'"

　　写出这最后一句，宇飞突然有点浑身触电的感觉。他创造了阿拉这个人物，本来以为就是胡乱编个故事，但写着写着，他发现自己"入戏"了……

三、写别人，代入的是自己的生活

　　宇飞知道，虽然写的是童话故事，但其实处处都有自己的影子。阿拉所面临的困境跟自己现在的处境类似，而阿拉的选择其实也代表了自己心里真实的想法，只不过在现实中他很迷茫，而在故事里，他可以轻易地帮人物做出命运的选择。

　　"彩石被封印在恶魔的城堡，那里戒备森严，以阿拉现在的能力，绝对是不可能闯进去的。怎么办呢？他首先想到的是能不能找点外援。阿拉的爸爸是个魔法师，如果施展魔法可以让阿拉隐身5分钟。但阿拉很快否定了这个方法，第一，自己已经是大人了，应该自己解决问题，不能靠家人；第二，5分钟连第一道门都过不了，意义也并不大。"

　　"阿拉自己有个工具口袋，里面有他这些年收藏的宝贝，如披上就能飞的斗篷、能发射子弹的烟嘴、看穿墙壁的眼镜、能快速长高的机器树苗……阿拉从上到下把工具口袋翻了遍，他发现这些玩意儿虽然神奇，但是好像都派不上什么用场。"

"最后，他把目光落在自己的一双手套上，这是一双普通的毛线手套，是妈妈给他织的。因为阿拉喜欢爬树，妈妈给他的这双手套他就一直戴着，都已经磨旧了。这双手套让阿拉想起来自己的一个绝世本领，那就是爬树和荡树藤。他是村子里最会爬树的人，几十米高的大树，他蹭蹭蹭一会儿就能爬上去。"

"恶魔担心别人闯进来，所以城堡的底层应该是守卫最多的地方，如果我能爬到城堡的顶端，从上面进入城堡，应该就容易很多。阿拉打开机器树苗，设定到跟城堡一样的高度，只一分钟，树苗就长得跟城堡一样高了。他几乎毫不费力就爬了上去，真是天助阿拉，彩石居然就放在城堡顶层上的亭子里，而且无人看管。"

"阿拉大喜过望，他想抓着彩石就走，谁知道彩石下面连着机关，他手刚伸过去的那一瞬间，一张大网就从天而降，而且整个城堡警铃大作。怎么办？情况万分紧急，恶魔和底层的卫兵就要冲上来了。阿拉被裹在一张大网里，完全无法动弹。"

写到这里，宇飞也有点写不下去了，他又从虚构世界回到现实中，他现在也时常有被大网困住的感觉，而且生活的压力就像恶魔，经常会来围困他。一边是要冲上来的恶魔，一边是比山还高的城堡围墙，他到底要何去何从呢？

正在纠结怎么写下去，前台小李递过来一张汇款单，"我说大作家，又有稿费啊，可要请客啊！"小李的声音把宇飞从沉思中拉回来。

原来是宇飞之前的一篇文章投稿被录用了，这是杂志社寄来的稿费汇款单，一共400多块钱，这是宇飞这个月收到的第五张汇款单了。

"当然，马上就买糖请大家吃。"宇飞满脸堆笑地回应着。有稿费是好事，这个月孩子的奶粉钱又有了。

"被围困，被围困……"宇飞还在想着故事里的情节，他的目光恰好落在了汇款单上：464.5元，真是有意思，汇款单怎么还有零有整？这个杂志社计算得可够细致的。

"计算得细致"，宇飞突然有了灵感，他赶紧接着写下去。

"大网缓缓地向上收拢，阿拉这才发现，原来吊住他的也是一棵机器树苗。树苗的末端吊着大网，而他就被困在大网里。"

"每棵机器树苗都有一个最大承载值，只要超过这个承载值，机器树苗就会被损坏。阿拉摸出口袋里的自重器，这个小东西可以一瞬间产生数千吨的重力值。果不其然，机器树苗咔嚓断了，大网重新打开了。"

"阿拉扔掉自重器，飞快地来到城墙边，自己的机器树苗还安稳地立在那里。他朝着城堡挥挥手。举手的时候，他发现自己的手套刚刚被大网划破了。现在也管不了那么多了，他要赶紧回去救魔兔，一刻也不能等。"

这一小节的故事终于可以告一段落，宇飞也稍微喘了口气。写作真是一件很有趣的事，宇飞几乎忘记了时间，而且虽然他只是坐着安静地打字，但他的内心却像是坐了一趟过山车，或者经历了一场不动声色的冒险。

宇飞再次拿起那张汇款单，他要感谢它，是它给了自己灵感。他仔细端详这张单子，以前每次都是匆匆取钱从来没有认真看过。"汇款单位：大众杂志社；汇款金额464.5元；汇款用途：稿费……"

"也许，也许写作就是我的神奇手套。"写作是宇飞最拿得出手的技能，而且也是他的最爱。故事里，手套能帮阿拉化险为夷，也许写作这个本事能带领宇飞走出困境。宇飞看了看手表，还有一个多小时才上班，他再次打开文档，他要继续写下去。上一节留下了一个伏笔，那个陪伴阿拉多年的手套破了，这意味着什么呢？而对宇飞自己来说，写作又如何帮自己走出困境呢？

"手套破了的地方，阿拉的手开始流血。刚刚太危险了，阿拉都没有感觉到自己的手被划破了……"

中午阳光正暖，办公室特别安静，只有宇飞噼里啪啦敲击键盘的清脆声音。

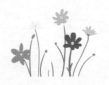

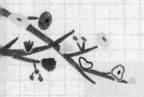

划重点

虚构一个跟自己有关的故事

心理学中有个词是"投射作用"，是指个体依据其需要、情绪的主观指向，将自己的特征转移到他人身上的现象。比如故事里的宇飞，他把自己的困境投射到自己所创作的人物身上。通过作品中的人物去思考解决问题的办法，并最终找到出路。

小说创作对宇飞来说有着神奇的疗愈效果，一方面，小说创作需要集中注意力，这在一定程度上转移了宇飞焦虑情绪；另一方面，宇飞把自己遇到的情况巧妙地植入到故事中去，在故事中宣泄情绪、寻求方法，这些都是积极有效的方法。

续写宇飞没有完成的故事

　　情景作文：请你接着本篇文章中的故事写下去，可以继续写阿拉的故事，也可以创造一个新的人物。把自己投射到这个故事里去，试着让故事去解决你自己的问题。

　　手套破了的地方，阿拉的手开始流血，刚刚太危险了，阿拉都没有感觉到自己的手被划破了（请继续写下去）……

写作创可贴

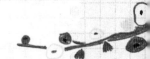

1. 写任何跟现在的困难无关的故事，越不相关越好。
2. 在故事中设计一个人物，其实就是自己的化身。
3. 让这个人物经历你所经历的困难和痛苦。
4. 在虚构的情境里，给这个人物设置各种应对办法。
5. 看看这种应对办法能否帮你走出困难。

一、有酒有故事的琼花

琼花是个小说迷，她所有的业余时间几乎都用来读小说了。爱情小说、悬疑小说、历史故事……只要是优秀的作品，琼花来者不拒。

但最近一本小说，让琼花看得心里很堵，因为这是一个悲剧故事。小说讲的是一个并不幸福的妻子，为了面子、孩子、金钱等，勉为其难地和丈夫将就了一生。

在琼花看来，这女人太傻，在婚姻期内，她既没有爱也没有自我。这个故事让琼花想到了自己的上一段婚姻，在那段婚姻里，她和这个女人的境遇几乎一模一样，但她勇敢地走了出来。不过最近父母总是在做她的工作，要她为了孩子考虑复合。琼花心里虽然是抵触的，但她仍然不知道该怎么办。

"总之不能和这个小说里的女人一样，这样的一生，还不如没有来过。"想到这里，琼花决心给这个故事重新塑造情节，让它成为一个自己满意的故事。

说写就写，虽然已经很晚了，但是琼花兴致盎然。她找来一瓶清酒提神，在桌子上摆上小零食，打开电脑，开始写自己心中的故事。

二、故事接龙，随心出发

"张敏带着孩子从家里逃了出来，那个房间的氛围太压抑了，让她无法呼吸。"

接着小说的开头，琼花写下了一个全新的故事走向。

"张敏的丈夫因为工作不顺利，又将怨气撒在她和孩子身上，这一次张敏决心挣脱，她要尝试一下自己决定生活的滋味。"

"可是去哪呢？冲动过后，走在街上的张敏开始认真考虑未来。"

跟随内心的期待，琼花和张敏一起思考着，她接着写。

"天气很冷，张敏紧了紧孩子和自己的衣服。冷风吹来，她很想回到温暖的家中，但是她克制住了自己。抬头望去，街边还有一家饮品店开着门。张敏略思索一下，便带着孩子走了进去。"

"坐在里面，点了两杯热饮，张敏给好朋友奇奇打了一个电话，希望她可以收留自己一个晚上。没有多久，她的朋友奇奇就开着车来接她了。张敏很感动，在最难的时候，还有这样一个好朋友能时刻陪在自己身边。"

后面的故事怎么展开呢？琼花想：我要让张敏从悲哀中鼓起勇气。她继续写。

"张敏在奇奇的家里过了5天，孩子也很乖地陪在身边没有闹，这让张敏很欣慰。5天里她没接到丈夫的一个电话，她从伤心到失望再到接受和坦然，最后终于下定决心，要结束这段无意义的婚姻。张敏主动给丈夫打了电话商谈离婚，可那边的声音听起来含糊不清，原来丈夫这几天依然在酗酒，即便她和孩子都离家出走了，他也无所谓。这一刻张敏彻底死心。这场离婚战，无论如何她也要赢。"

婚离了，孩子怎么办？故事写到这，琼花想到了自己的孩子，她感觉到心脏被狠狠地揪了一下。但她依然没有停止，她要为张敏安排一场更丰富的人生。

三、设置情节，安排别人的人生

喝下一口清酒，琼花的困意消失得无影无踪，她从头到尾理顺了一下故事的情节，仿佛是在理顺自己的未来。她要为张敏设置一个美好的结局，她继续写下去。

"张敏的离婚拉锯战持续了几个月，最终以自己的胜利告终。家里的每个亲人都劝说张敏放弃孩子的抚养权，将来也好再嫁。但张敏依然选择了将孩子带在身边，她不能看着自己疼爱的孩子跟着一个酗酒的父亲生活在一起。孩子很懂事，也知道体谅妈妈。在这场抚养权争夺战中，孩子无疑是最大的受害者。张敏希望在未来可以把孩子的损失一点一点补回来。"

"离开了丈夫，失去了一部分经济来源，张敏辞掉了之前鸡肋的工作，在奇奇的帮助下，她用这几年的积蓄开了一家便利店。为了可以随时照看孩子，她把孩子转到了离自己较近的学校，每天亲自接送，用一切空余时间寸步不离地陪伴着，让孩子无时无刻不感受到爱的温暖。"

"日子就这样波澜不惊地过着。凭着热情的服务和实惠的价格，张敏的便利店生意越来越红火，仅仅两年时间，她已经开了3家分店了，收入也越来越多。对于孩子的亏欠，张敏始终在尽力弥补。这两年她带着孩子去很多地方旅行，为他挑选他喜欢的书籍，带他去学习他喜欢的乐器，陪着他参加他擅长的体育比赛。"

"孩子对张敏说得最多的一句话就是'妈妈我爱你'，其次是'妈妈'感谢你给予我这样的生活，曾经我想都不敢想。谢谢你"。

写到这，琼花的眼泪也夺眶而出。她想到自己当初离婚时，因为缺乏对生活的勇气，直接放弃了孩子的抚养权。这些年，孩子缺失母爱，没有完整的童年，这成为她心中最大的痛。

擦干眼泪，琼花心里稍微平静了一点，她知道应该怎么做了。除了复婚这条路，她还有很多种方式可以让孩子感受到爱。从今天开始，她要奋斗起来，给孩子做出榜样，也让自己有足够的能力来弥补遗憾。

随着时间一分一秒地走过，琼花笔下的故事也走进了尾声。

主人公张敏的生活越变越好，但在琼花心里，却还有着一个顾虑，想来想去，她还是把这个顾虑写了下来。

"酗酒的前夫在一天黄昏闯进了张敏的便利店，那个时候张敏正准备去学校接孩子。虽然这几年张敏独立又能干，但看到前夫的那一刻，她还是不由得战栗了起来。"

"'你来做什么？'张敏壮着胆子对前夫说。她边想边从口袋里摸索出手机，想着如果对方动手，那就直接报警。可没想到，前夫的回答却很让她意外。"

"原来最近前夫生活十分潦倒，他听说张敏发展得不错，就找了过来，希望张敏可以接济一下他。在张敏的便利店，前夫痛哭流涕地忏悔，就差下跪了。"

如果我是张敏，我要不要帮助前夫？琼花抛了一个问题，问张敏，也是问自己。她再次想起自己上一段婚姻里那些不开心的日子，她很想在故事中让张敏冷酷地拒绝前夫，再将他扫地出门，让他永远也不要出现在自己面前，这种结尾让琼花感到快意恩仇。

可落笔前，琼花犹豫了，她知道这样的报复很完美，但她也知道，这是自己现在的不甘和痛恨在作祟，最终，她还是改了结尾。

"张敏看着前夫涕泪交加的样子，她有一阵恍惚，当初怎么会嫁给这样一个人？但最终，她还是给了他2000块钱，并告诉他，如果今后他不能振作起来，还是酗酒的话，那这是最后一次帮助他，以后他们两清，若他还来骚扰，她会选择报警。如果这2000元能帮助他渡过困境，从此奋发起来，不再酗酒，努力工作，那她会再考虑跟他的关系。"

"晚上，张敏和孩子郑重地说起了这件事，孩子听了后，用力地抱紧了她，对她说：'妈妈，你真的很伟大。'"

天空已经泛起鱼肚白，琼花看着自己塑造的结尾，她一下子释然了。

依靠自己的能力去给予自己和孩子更好的生活，这和复婚与否本就没什么关系。她现在要做的是一个对自己、对孩子都好的选择，而不是任由心中残存的怨念来指挥自己。

新的一天已经开始，琼花举杯喝下最后一口酒，扬起头的那一瞬间，琼花觉得自己从来没有这么畅快过。

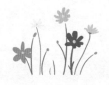

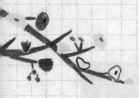

划重点

用别人的故事，解决自己的问题

　　琼花续写了这个故事，也给故事里的女人重新安排了命运。看起来，这只是一个写作接龙的游戏。实际上，琼花在别人的故事里看到了自己，也找到了自己问题的答案。

　　为什么自己的事要通过别人的故事来映射？因为当局者迷，自己看自己问题的时候，总是带着很多主观的因素。所以，先去解决别人的问题，再用别人问题的答案来指导自己的生活，这也不失为一种曲径通幽的好办法。

写作疗愈练习24

张敏的这个故事，你会怎么续写

情景作文：如果你来写文中张敏这个故事，你会怎么写？如何能融入自己的价值观和选择？

张敏带着孩子从家里逃了出来，那个房间的氛围太压抑了，让她无法呼吸。（请接着写下去）……

写作创可贴

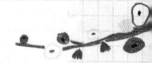

1. 通过一个和自己贴合的故事，引发自己对现实的思考。

2. 摒弃原文故事情节，按照真实的想法，从开头进行接龙。

3. 边写边问，设计情节发展，安排别人的人生，同时也是安排自己的人生。

4. 通过最想塑造的结尾，发现潜意识。

5. 扭转最初想法，写出一个意想不到的全新结局，找到答案。

第6章 用写作疗愈发现更美的人生风景

疗愈
加油站

由外向内，再由内向外

写作疗愈

用写作赶走焦虑、拖延、坏情绪

心理学小课堂

一、警惕情绪死胡同

前面几章中讲解的是几种正常的负面情绪，但在本章里，展现的则是另外一种负面情绪，这种情绪需要时刻警惕，不然一不小心就容易走入死胡同。

这种情绪俗称"钻牛角尖"，心理学中可以解释为情绪调解的"死机状态"。也就是说，常规的自我调解丧失了能力。

前面几章中，介绍的直面情绪、回归冷静、理顺思路、查找原因等办法，在一般负面情绪中可以起到缓解作用，让人情绪尽快平复。而如果一旦陷入"钻牛角尖"的状态，常规情绪调节的方法不仅无效，还会适得其反。

容易钻牛角尖的人，一旦在自己的思维里出不来，就会想得越来越多，越来越深，最终越来越悲观，在自己营造的思维里无法出来，甚至产生更严重的后果。

二、转个弯，走出来

前面章节中介绍的方法主要是"向内看"的方

法——通过挖掘内在来改变现状。而本章则是介绍一个"向外看"的方法——当遇到看起来无法解决的问题和困境时，主动寻求外部的力量，比如回忆、虚构等，同时搭配主观意志的协调来缓解负面情绪。

"向外看"有4种方法，分别是注意力转移法、回忆接纳法、人格代入法和虚构建设法。

（1）注意转移法。注意转移法是指把注意力从产生负面消极情绪的活动或事物上转移到能产生积极正面情绪的活动或事物上来。只有情绪稳定，才可能让事情有转机。通过注意力转移，减少个体过度沉湎于悲观的频次和时长，重拾信心和幸福感。

（2）回忆接纳法。每个人都不是十全十美的，当我们意识到自己犯了错误的时候，第一反应是对自我的否定及逃避。用写作进行回忆，让个体找到曾经存在过的温暖和肯定的力量，让写作者找回面对现实的勇气。

（3）人格代入法。我们时常因一些故事和案例感到强烈的共鸣，那是因为我们将自己主动代入到了他人的故事中，这种行为承载着个体的希望。用写作来代入，可以更好地用他人的反应模式来指示自己的行为，并通过自我暗示，对自己产生激励，从而恢复行动力。

（4）虚构建设法。写作者虚构的故事中往往蕴藏着个人的价值观，隐含着个体的期待。通过虚构故事，将自己融入文章设计的人物之中，引发自己对生活和现实的思考。在情节的设置里，一步步安排主人公（也就是自己）的命运，找到最合适的出路。最后，再由外及内，转变内在想法，达到解决自身问题的目的。

接龙写作

　　大刘焦虑不安地刷新着电脑，连续3个跌停，她的股票已经完蛋了。不过现在的问题是，如果今天再下跌，她所有的钱全赔出去都不够，她要破产了，而且屋漏偏逢连夜雨，家里的孩子又病了（请在后面续写下去）＿＿＿＿＿＿＿＿＿

＿＿＿＿＿＿＿＿＿＿＿＿＿＿＿＿＿＿＿＿＿＿＿＿＿＿

＿＿＿＿＿＿＿＿＿＿＿＿＿＿＿＿＿＿＿＿＿＿＿＿＿＿

1. 忘记你自己的事，把注意力都放在写作上。
2. 不用想着自己，潜意识会把你跟文章中的内容自然地联系起来。
3. 尽可能让文章中的人做出积极的选择。
4. 写完之后，想想这个故事跟自己的关系。

第6章　用写作疗愈发现更美的人生风景

写作
魔法盒

100个写作疗愈的锦囊

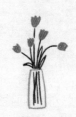

看完这24个故事，不知道你是否会有一些触动？阅读别人的故事其实也是一种治愈，当我们相信很多人跟我们有一样的处境时，我们会有一种踏实感。不过更有效的方法还是动手写——自己去经历写作疗愈的过程，真正写出自己的困惑，解决自己的问题。

下面这一写作魔法盒中有100个写作锦囊，就是给愿意行动的人准备的。如果你恰好遇到一些问题，或者迫切需要写作疗愈，那么你可以随意写下一个1~100之间的数字，然后在下面的写作魔法盒中找到这个数字对应的锦囊。打开它，开始写，不需要考虑能写多少字，也不需要考虑文笔是否优美，只需把你想的全部写下来，也许奇迹就会发生……

写作魔法盒

1. 写写你的好朋友，最好是那个很久不联系，停留在你记忆深处的朋友。
2. 写下小时候的二三事。
3. 列举你这辈子最开心的3件事，越具体越好。
4. 记一次最开心的旅行。

5. 说说你最近刚看完的一本书，介绍一下这本书中令你印象深刻的内容。

6. 你看过的最好的一部电影是什么？

7. 说说这个月你最想吐槽的一件事。

8. 谁伤害你最深？说说这个故事，看看你能否宽恕他（她）。

9. 写一封信给你的父母，只管写，不用想着寄出去。

10. 请以"我的生活有什么问题吗"为题写一篇文章。

11. 请写下你儿时的理想，现在这个理想实现了吗？

12. 如果让你介绍你的家乡，你会怎么写？请以"我的家乡"为题写一篇文章。

13. 请以"那一次我是真的怕了"为题写一篇文章。

14. 重新给你看过的一部电视剧编一套情节，让里面有你自己的影子。

15. 请以"你真的想清楚了吗"为题写一篇文章。

16. 你的理想生活是什么样的？请把它写下来，尽可能描述得详细一点。

17. 假如你明天就离开这个世界，接下来的24小时你会做什么？

18. 你人生最成功的一次经历是什么？把它写下来。

19. 虚构一个童话故事，可以天马行空地编造。

20. 描述一段梦境，想一想，你为什么会做这样的梦。

21. 如果可以选择，你这辈子最想做的职业是什么？详细说说这个职业。

22. 假如今天你跟最喜欢的明星结婚了，想象一下你们的生活会是什么样的？

23. 假如现在有一个时光机器，让时间倒流，你希望用它做什么？

24. 假设现在你来到了20年之后，遇到了20年后的自己，你想对自己说些什么？

25. 写一件让你思考良久的小事。

26. 仔细观察你身边的一个动物，如一只蚂蚁，一条狗等，什么都可以，写写它。

27. 把眼睛闭上5分钟，把你听到的声音全部写下来。

28. 长这么大，最让你感动的一幕是什么？把它写下来。

29. 闭上眼睛，安静地坐下来，3分钟后睁开眼，把这3分钟内脑海里闪出的念头全都记录下来。

30. 你吃过最好吃的一顿饭是什么？能把它写下来吗？

31. 有什么故事一直埋在你的心底，你从来没有跟人说过。把它写下来，放在一个只有你能找到的地方。

32. 今年，你有哪些愿望想要达成？把最想实现的5个愿望写出来。

33. 给未来的自己写一封信。

34. 给10年前的自己写一封信。

35. 给自己的孩子或者未来的孩子写一封信，让他（她）15岁的时候再打开看。

36. 给自己的另一半或者将来的另一半写一封信。

37. 写一份自我介绍，包括自己的性格、兴趣、爱好和特长。

38. 记录自己的一次历险，以及这次历险对你的影响。

39. 生命中有没有某个瞬间让你突然改变？想一想，把它写下来。

40. 记一件你最后悔的事。

41. 假设你现在在火车上，对面坐着一个漂亮的异性，去构思一段故事，想想接下来会发生什么。

42. 如果你现在突然有60天的假期，你会怎样度过？规划一下。

43. 如果你现在中了5000万元的大奖，你会怎么花这笔钱？

44. 如果你被星探发现了，星探请你去拍戏，设想一下接下来的故事。

45. 自己给自己讲5个笑话，并把它们写下来。

46. 把你最近抱怨的事写下来，看看有没有解决办法。

47. 请以"你到底想要什么"为题写一篇文章。

48. 假设你现在在美国读大学，你要跟国外的同学分享一个你成长过程中的故事，请把它写下来。

49. 如果老天可以帮你实现3个愿望，你希望是哪3个愿望？

50. 写一篇文章，把你之前的人生概括一下。

51. 写一篇日记，记录一下今天。

52. 如果现在你可以移民去任何一个地方，请想象并描述一下你移民后的生活。

53. 如果现在让你来策划未来的你的婚礼（或者重新举办婚礼），你会怎么安排？

54. 你一定遇到过很多让你讨厌的人，挑一个最讨厌的，试着在他（她）身上找到3个优点。

55. 写3个自己的老朋友，以及他们对你的影响。

56. 过去的一年，你做过最明智的事是什么？为什么？

57. 你最喜欢的一首歌或者一首曲子是什么？它让你想到了什么？

58. 如果这是你写下的最后一篇文章，你会写些什么？

59. 过去的经历中，最囧的一件事是什么？

60. 如果你现在可以领养一只宠物，你希望是什么？为什么？

61. 盯着镜子中的自己看一分钟，你想到了什么？想说什么？

62. 对你影响最深的一本书是什么？

63. 有没有哪一次旅行，让你终生难忘？

64. 想一下现在你最应该做的10件事，并把它们写下来。

65. 想一想自己的钱都花在了什么地方，自己给自己做个财务分析并写下来。

66. 如果要总结5个人生经验，你会如何总结？

67. 说说你每天的时间安排，你喜欢这样的安排吗？

68. 你的微信朋友圈都是什么样的信息，你每次看完有何感受？

69. 你经常做的梦是什么样子的？想一想这个梦试图告诉你什么？

70. 如果现在有个外星人来到你家，你会怎么跟他介绍地球和你周围的一切？

71. 如果人生可以重来一次，你会怎么过？

72. 20年后，你和高中的同学聚会，想象一下那时候的场面。

73. 假如你被施了魔法，变成了一只猫，想象一下你将要面对的世界。

74. 请以"生命中最难忘的时刻"为题写一篇文章。

75. 请以"没有过不去的坎"为题写一篇文章。

76. 请以"选择"为题写一篇文章，想想这些年哪些选择对你有所启发？

77. 你怎么理解疗愈？你知道哪些有疗愈效果的方法？

78. 现在什么能让你的心情一秒钟内变好？好吃的，很多钱，还是一个超长假期？

79. 哪件事当时很纠结，现在想想很可笑？把它写下来。

80. 小时候你有什么梦想，现在实现了吗？还是现在觉得当时的梦想完全不切实际？

81. 每年的哪个日子对你特别重要？为什么？

82. 如果可以随便去一个地方定居，你希望是哪里？

83. 那些惹你不开心的事，你自己有责任吗？找一件出来分析一下。

84. 如果你穿越回到了唐代，你会经历什么？请脑洞大开地写一篇文章。

85. 如果现在你是一个人生活，你要怎样规划你的生活？

86. 假如现在你要被安排在某个无人区待一年，你打算做什么？

87. 假如现在有一个机会送你去哈佛大学进修一年，想象一下你在哈佛的生活。

88. 今天早晨起来，你发现自己跟你最喜欢的明星互换了身体和身份，想象一下醒来后的你（也就是你最喜欢的那个明星）会遇到什么事。

89. 假设你的父母说你现在不务正业，你准备怎么跟他们解释你现在做的事？

90. 你希望你的孩子是个什么样的人，要具备什么样的品质？

91. 有没有哪次比赛或考试给你留下了深刻的印象？为什么？

92. 你在公众场合最丢脸的一次经历是什么？把它写下来。你现在可以宽恕自己了吗？

93. 如果现在你站在自己的对面，你会跟自己说什么？

94. 如果现在让你写一本书，你最想写什么内容？说说你的构思。

95. 你认为的最理想的生活状态是什么样的？请描述一下。

96. 有没有哪个名人的婚姻生活是你非常羡慕的？写写他们的婚姻故事。

97. 记录一次你发脾气的全过程，描写得越仔细越好。

98. 假设你是地球上剩下的最后一个人，这时候，有敲门声……

99. 你有梦想吗？请描述它。

100. 如果让你做一天心理医生，设想一下你会听到的故事。

写作
提示

写作疗愈是最自由的写作，所以不用担心别人怎么看你写的内容，尽管写就好。另外，不要把上面的题目当作问题，而要当成启发你思考的"锦囊"。你只有想得越多才能写得越多。写得多并不是唯一目的，把事情想明白，让自己得到疗愈才是你写作的目的。

写作疗愈之旅，
你自己就是那个摆渡人

人生总有些意想不到的意外收获，比如明明我什么都没做，别人却一封接一封发来感谢信，感谢我成为他（她）生命中的贵人，让他（她）的生命发生重大改变，重新焕发活力。

大部分时候，我都怀疑这些信是不是写错了收件人，我跟这些人素昧平生，交集不多，不过是我让他们拿起笔开始写东西，而且我们从来没有教过"感谢信"这种文体，我只是让大家去感知自己的情绪，去发现身边值得记录的人和事，然后把它们写下来，仅此而已。

过去的一年里，最勤劳的学生写下超过50万字的内容，而大部分学员也都写了10万字以上。我们的本意是把写作当作一种爱好或者有利于自己工作、生活的工具。但超越我们预期的是，不但大家的写作能力得以提升，而且很多人的生活开始出现一些变化。

有个学员，病愈后患上了轻度焦虑症，本着想给自己找点事做的目的来学写作。她的想法很单纯，希望"做点有兴趣的事，也许能改变萎靡的状态"。就这样，写作闯入她的生活，本来以为是负担的写作，变成了她"根本停不下来的爱好"。一年时间，她读了20多本书，写下28万字。因为写作，她结交了更多新的朋友，也获得了更多认可。写作上的突破也激发她解锁更多新技能——她学会了做健康餐，学会了游泳，成功减重8公斤。一年后的今天，她受到邀请，要站在上海的某个舞台上跟台下几千人分享写作带给她的改变。这个光彩夺目的她跟一年前的自己判若两人。

还有个学员，她是个全职妈妈，被带孩子和家庭关系搞得喘不过气。孩子不听话，老公不理解，自己没方向，感觉每天浑浑噩噩。她的本意是找个地方散散心，然后就带着孩子跟老公离婚，所以她从开始写作训练的第一天起，就只写一类文章，叫作"心情日记"。吐槽了几十天之后，她的心情似乎好了一些，她开始用文字分析自己跟老公的关系——原来老公没有那么坏，原来自己也没有那么好。写到后来，她说她不想离婚了，她要好好跟老公谈一谈。她给我写来感谢信，说我挽救了她的婚姻和家庭，她要继续好好过下去。

这样的例子还有很多，从压抑的公司白领到整天操劳的全职妈妈，从初入职场的大学生到以为尘埃落定的中年大叔，写作帮他们打开了一扇窗。窗户打开了，阳光透进来，刺眼的光线让他们觉得炫目，也让他们第一次有机会认真地看看自己，看看自己的样子，也看看自己所处的真实环境。

后记

我不是心理医生，也不是电台知心大哥，所以我从来不乱给别人建议。所有到我这来的人，我只有一个处方，那就是写作，用写作跟自己对话，用写作疗愈自己。我相信，解铃还须系铃人，能解决个人问题的只有每个人自己。

我把这种由内心反省而产生的智慧叫作"内生智慧"。一个人天生具备这样的自愈能力——能给自己创造压力和疾病，就一定能靠自己找到解药。所有外部的帮助只起到辅助作用，最终击退妖魔鬼怪的，只能是由内生智慧带领的自己。

巧合的是，我发现写作是达到这一目标的简单方法。当你坐下来写的时候，你的世界没有别人，只有你自己。写作是少有的靠自己就能完成的事，别人帮不了你，其实你也无需别人的帮助。

写作是一个能帮助你快速进入安定状态的方法，你没办法一边看电视一边写作，没办法一边玩手机一边写作，至少在写作的当下，你必须全神贯注。只有专注，你才能打开跟内心对话的大门，所以在这一刻，不管外界有多少纷扰，其实都跟你无关。

而这就是一切的原因，当你真正安静下来，当你开始守住当下，内生智慧就源源不断地产生了。它帮助你梳理杂乱如麻的思想，它帮助你暂时远离世俗的偏见，它让你超越教条和论断。当你开始写作的时候，你的潜意识重新整理杂乱的念头，你的思维再次变得清晰，你的情绪开始稳定，你的幸福感再次涌现……

简单点说，你无法控制你的意识和念头——它们气势汹汹地跑进你的脑海里，赶也赶不走，但是你可以做一点事让它们往好的方向转变，而写作，就是帮助你最快达到这种状态的灵丹妙药。

所以，是我让一个对生活失望的人重燃信心的吗？不是，是写作激发了他内心不放弃的热情。是我让一个迷茫的大学生鼓起勇气的吗？不是，是写作让他再次找到了奋斗的方向。是我让一个挺着大肚腩的中年大叔找到人生乐趣的吗？不是，是写作让他发现自己本身就是有趣的人。

这段疗愈写作之旅，幸福就在彼岸，写作是一艘渡船，而你自己，就是那个摆渡人。

刘主编
2018年12月

后记

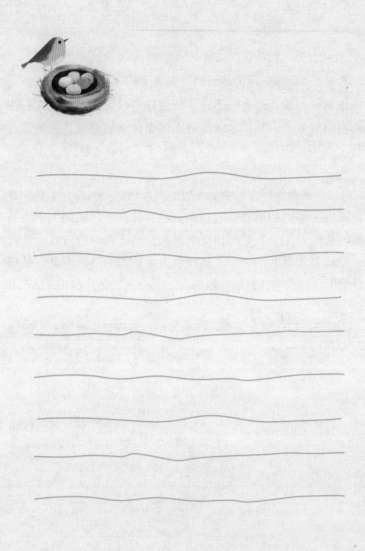